My Daily Ayurveda
Yasmin Kumar

Namastee
Verlag

Copyright der Originalausgabe © 2020 Namastee - Verlag

Das Werk einschließlich aller seiner Teile ist urheberrechtlich geschützt. Jede Verwertung außerhalb der engen Grenzen des Urheberrechtsgesetzes ist ohne Zustimmung des Verlages unzulässig und strafbar. Dies gilt insbesondere für Vervielfältigungen, Übersetzungen, Mikroverfilmungen und die Einspeicherung und Verarbeitung in elektronischen Systemen.

Druck: Amazon Deutschland oder Partner

Der Druck erfolgt in chlorfreier Tinte und das säurefreie Papier für den Innenteil des Buches wird von einem Anbieter mit Forest Stewardship Council-Zertifizierung bezogen. Alle Abfälle, die beim Drucken entstehen und sich im Büroalltag anfallen, werden ordentlich recycelt und verwertet. Zudem werden in der Zukunft weiterhin Prozesse stattfinden, um die Umweltfreundlichkeit zu versichern. Damit verpflichtet sich der Druckpartner Amazon und seine Partner dazu, seinen Teil zum Umweltschutz beizutragen.

Unser Verlag verzichtet zudem auf überflüssigen Schriftverkehr und wickelt alle Prozesse digital ab. Dies spart Ressourcen und schont die Umwelt!

ISBN: 978-3-9822785-2-0

Yasmin Kumar

My Daily Ayurveda

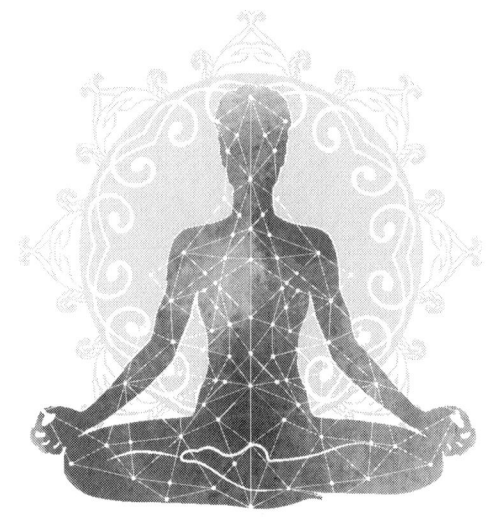

WIE DU TROTZ BERUF
DIE INDISCHE HEILKUNDE
IN DEINEN ALLTAG INTEGRIERST

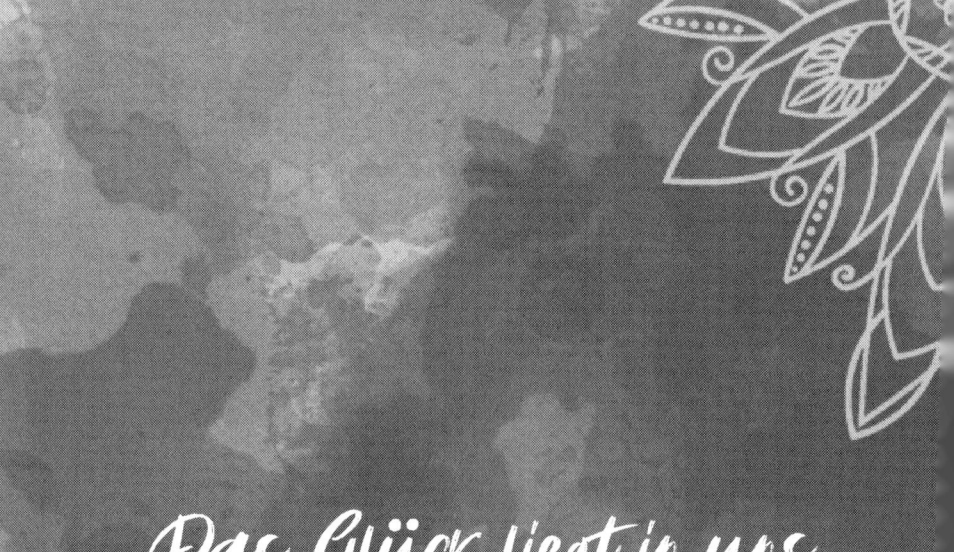

Das Glück liegt in uns, nicht in den Dingen

- Buddha -

INHALT

VORWORT	7

Ayurveda im Überblick

DEIN LEITFADEN FÜR EIN LANGES & GESUNDES LEBEN	10
Höre auf deine innere Stimme	11
KRANKHEITEN VERSTEHEN - AGNI & AMA	16
Der Weg zurück zum umfassenden Wohlsein	19
Die Grundlagen der ayurvedischen Heilung	20
DIE ERSTEN SCHRIFTLICHEN QUELLEN DER MENSCHHEIT	24
Diversität innerhalb der indischen Medizin	25
Der erste große Durchbruch & neue Methoden	26
Einflüsse anderer Kulturen erhalten Einzug	27
WESTLICHE SCHULMEDIZIN VS. INDISCHE PHILOSOPHIE	28
Eine nie endende Reise	29

Die Kraft der Elemente – Dein persönlicher Dosha

VATA	38
Aussehen	39
Körperliche Eigenheiten	39
Persönlichkeit	40
Vata-Störungen wieder in den Griff bekommen	42
Die richtige Ernährung	43
PITTA	46
Aussehen	47
Körperliche Eigenheiten	47
Persönlichkeit	48
Pitta-Störungen wieder in den Griff bekommen	50
Die richtige Ernährung	51
KAPHA	54
Aussehen	55
Körperliche Eigenheiten	55
Persönlichkeit	56
Kapha-Störungen wieder in den Griff bekommen	58
Die richtige Ernährung	59

AYURVEDISCHE VERHALTENSREGELN	65
Der optimale Tagesablauf	67
Weitere ayurvedische Praktiken	72
WIE WIRD RICHTIG MEDITIERT?	82
Tipps für den Einstieg	84
Die Mantra Meditation	86
Die Chakra Meditation	88
Die Gehmeditation	94
Tummo Mediation	99
WELCHE NAHRUNGSMITTEL FÜR WELCHEN DOSHA-TYP?	124
Vata	126
Pitta	128
Kapha	130
WAS BEDEUTET RASAYANA UND WAS GENAU BEWIRKT ES?	148
Reinigende Lebensmittel	152
Inhalt und Anwendung der Kräuter- und Mineralmischungen	155
Beispielhafte Yoga- und Meditationsübungen	158
Anleitung Ölmassage	166

Vorwort

Wie jeden Tag wachst du auch an diesem Morgen völlig gerädert auf. Wenn du daran denkst, was heute alles auf deiner To-do-Liste steht, möchtest du am liebsten gar nicht aufstehen. Nachdem du dich noch einige Male hin- und hergeworfen hast, den Wecker mehrere Male auf Snooze geschaltet hast, springst du völlig erledigt aus dem Bett. Die Dusche mag auch kein warmes Wasser spenden, deine Familie wünscht Aufmerksamkeit und du bist so spät dran, dass es für deinen geliebten Morgenkaffee zeitlich nicht mehr reicht. Auf der Arbeit geht es weiter. Du bist müde und hungrig – immerhin fiel das Frühstück aus – und du hast keinerlei Energie. Das Abarbeiten deiner heutigen Aufgaben zieht sich in die Länge, denn du kannst dich einfach nicht ausreichend konzentrieren und der Feierabend scheint immer weiter in die Ferne zu rücken. Was gibt es demotivierenderes? Endlich zu Hause angekommen, sind die Kinder an der Reihe und Hausaufgaben müssen gemacht werden. Du nimmst deine letzten Energiereserven zusammen, um ihnen nach bestem Wissen behilflich zu sein.

Während du ein schnelles Abendessen kochst, wird getobt und gespielt. Sind die Kinder im Bett, ertappst du dich dabei, wie du zum Kühlschrank gehst und dir noch einen süßen Mitternachtssnack schnappst. Den brauchst du jetzt für deine Nerven, redest du dir ein. Du gehst viel zu spät ins Bett, dein Schlaf ist deutlich zu kurz und am nächsten Tag erwartet dich genau das Gleiche. Das klingt eher nach deinem Alltag? Dann ist es an der Zeit, etwas daran zu ändern.

Findest du dich in diesem Alltag wieder? Dann erscheint dir ein Morgen, der sich wie ein entspannter Sonntag anfühlt, vermutlich wie ein Ding der Unmöglichkeit. Doch dem ist nicht so. Mit ein paar kleinen Veränderungen kannst du bereits Großes bewirken und deinen Alltag neu gestalten. Ayurveda lässt sich auch in das Leben eines Berufstätigen integrieren. Alles, was du dafür benötigst, ist der Mut zur Veränderung und die nötige Disziplin, die neuen Gewohnheiten beizubehalten. Du musst dir stets vor Augen führen, wie dein Alltag aussehen könnte, denn allein das ist schon Motivation genug, oder? Alles, was du dafür wissen musst, erfährst du in diesem Ratgeber.

Du erhältst nicht nur einen Überblick über die Grundlagen der ayurvedischen Lehren, sondern erfährst auch, wie sich all das zu dem Konzept entwickelt hat, das wir heute kennen. Mit unseren Tipps und Tricks schaffst auch du es, diese Lehren in deinen Alltag zu integrieren, auf die Signale deines Körpers zu hören und fit, gesund und ausgeglichen durch das Leben zu gehen, egal vor welche Herausforderungen es dich stellt.

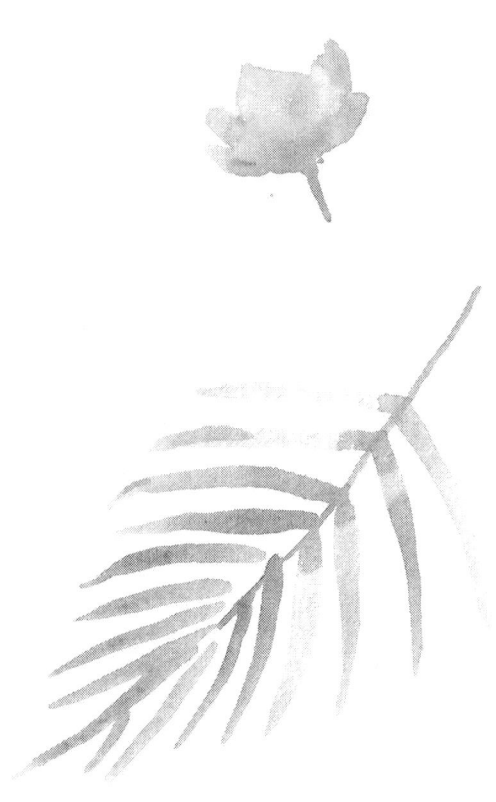

Ayurveda im Überblick

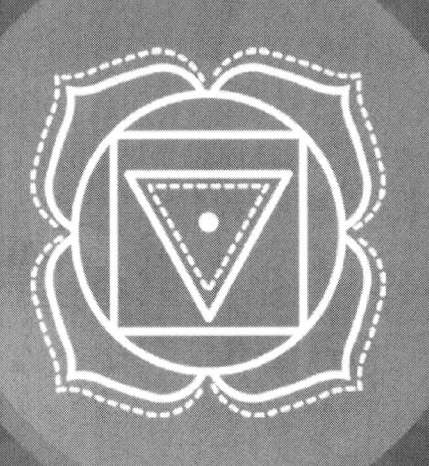

Was wissen wir hierzulande eigentlich über Ayurveda? Befragt man eine Person auf der Straße, würde diese vermutlich antworten: »Es hat irgendetwas mit Medizin zu tun, alternativer Medizin. Meditation, Yoga, eben alles, was entspannt, wird da gemacht.« Das ist gar nicht so weit gefehlt, aber auch nicht ganz richtig. Die aus Indien stammenden ayurvedischen Lehren sind nicht als medizinisches System zu verstehen, denn sie sind so viel mehr. Es handelt sich dabei um eine Lebensphilosophie, ein Konzept, das den Körper, den Geist und das Universum betrachtet.

DEIN LEITFADEN FÜR EIN LANGES & GESUNDES LEBEN

Nehmen wir den Begriff »Ayurveda« auseinander, erhalten wir die Worte »ayur« und »veda«. »Ayur« stammt von »ayus« und bedeutet »Lehre« oder »Wissen«. »Veda« wird mit »Leben« übersetzt. Das macht Ayurveda also zur Lehre des Lebens. Es handelt sich dabei weniger um ein Heilsystem, sondern vielmehr um eine Lebensweise. Sie fungiert als eine Art Leitfaden, dank dem ein jeder, der ihn verfolgt, die Möglichkeit hat, ein langes und gesundes Leben zu führen. Das Hauptaugenmerk liegt darauf, sowohl mit sich selbst als auch mit dem Universum in Einklang zu sein, bis das Leben ein friedliches Ende findet. Doch das ist nur möglich, wenn du dir deiner selbst stets bewusst bist. Das bedeutet, du solltest all deine Handlungen mit Bedacht und unter vollstem Bewusstsein ausführen.

Die westliche Medizin betrachtet den Körper als eine Art Maschinerie, deren Teile einzeln analysiert und behandelt werden können. Die ayurvedischen Lehren vermitteln einen ganz anderen Ansatz und betrachten den menschlichen Körper als Einheit, die im Ganzen betrachtet werden muss. Zudem spielt das kulturelle, soziale und auch spirituelle Umfeld eine wichtige Rolle. All das muss Teil der Behandlung sein, damit diese wirklich wirksam ist. Eine genaue Identifikation der Krankheit ist für das Heilen nicht notwendig. Es ist nicht wichtig, ihr einen Namen zu geben. Was zählt, ist, sie rechtzeitig zu erkennen und anschließend richtig und gesamtheitlich zu behandeln. Man verwendet also einen holistischen Ansatz.

Das ayurvedische Gedankengut ist fester Bestandteil der indischen Kultur und damit auch im Alltag der dort lebenden Menschen sehr präsent. Solltest du einmal die Möglichkeit haben, einen Blick in einen indischen Haushalt zu werfen, wirst du feststellen, dass beispielsweise gewisse Kräuter, Öle und Gewürze nicht fehlen dürfen. Möglicherweise gibt es sogar einen speziell für Meditationen vorbereiteten Platz. Einige Familien pflanzen auch selbst spezielle Heilkräuter an, die sie nicht nur für die Zubereitung von Speisen, sondern auch für die äußere Behandlung verschiedener Beschwerden nutzen. Nahezu jeder Haushalt verfügt über Kenntnisse der ayurvedischen Lehren und Praktiken. Sie werden von Generation zu Generation weitergegeben und jede Familie hat über die Zeit gewisse Methoden entwickelt, die so in den Quelltexten nicht zu finden sind.

Höre auf deine innere Stimme

Die ayurvedischen Lehren vermitteln , dass eine Sache oberste Priorität haben sollte: das Begehren, zu leben. Nach ayurvedischem Verständnis kann ein Mensch etwa 100 Jahre alt werden, wenn er das möchte und entsprechend auf seinen Körper und seinen Geist Acht gibt. Bist du stets darauf bedacht, einen gesunden Lebensstil zu verfolgen und in der Lage, die Signale, die dein Körper dir sendet, richtig zu deuten und dementsprechend zu handeln, kannst du deine Lebenskraft bewahren und genau das erreichen.

Nach dem 60. Lebensjahr gilt die Jugend als beendet. Dein Ziel sollte es also sein, dein Leben so auszurichten, dass auch der folgende Lebensabschnitt aktiv und gesund gestaltet werden kann. Vor allem die Spiritualität spielt dabei eine wichtige Rolle. Sie schenkt den Menschen einen inneren Lebenssinn, den es aufrecht zu erhalten gilt. Wird er geschwächt, kann das negative Auswirkungen auf die Lebensdauer haben. Schließlich gilt die Seele als Quelle des Lebens, weshalb du ihr besondere Aufmerksamkeit schenken solltest. Wer den Kontakt zu seinem Inneren nicht pflegt, verliert also nicht nur Lebensqualität, sondern auch –zeit. Psychische Leiden wirken sich schnell auf das physische Wohlbefinden aus, das lehrt nicht nur Ayurveda.

Auch in der westlichen Schulmedizin wird man sich diesem Aspekt immer bewusster und die Wichtigkeit der mentalen Gesundheit spielt eine zunehmende Rolle.

Wenn du dich dafür entscheidest, dein Leben fortan nach den Regeln des Ayurveda auszurichten, musst du lernen, auf dein Inneres zu hören. Werde dir der Beschaffenheit deines Körpers bewusst und lasse dich von dessen Signalen leiten. Nur so bist du in der Lage, zu lernen, was genau dir sowohl physisch als auch psychisch guttut und wovon du lieber Abstand nehmen solltest. Unser Körper zeigt uns, was er benötigt, wenn es ihm nicht gut geht. Er kommuniziert mit uns, doch häufig überhören wir, was er uns mitteilt. Deshalb ist es umso wichtiger, sich Zeit zu nehmen und in sich selbst hineinzuhorchen.

Jeder Mensch ist individuell. Und genau so einzigartig wie deine Persönlichkeit ist, sind auch die Bedürfnisse deines Körpers. Deshalb ist Ayurveda kein einheitlicher Leitfaden, an dem sich jeder orientieren kann. Die Lehren geben Anweisungen für verschiedenste Typen. Im Vorfeld gilt es also erst einmal herauszufinden, welchem Typ du angehörst, um die Lehren im Anschluss richtig und auf dich als Individuum zugeschnitten anwenden zu können. Bei diesen Typen handelt es sich um die sogenannten Doshas, auch Funktionsprinzipien genannt, worauf wir im Folgenden noch im Detail eingehen werden.

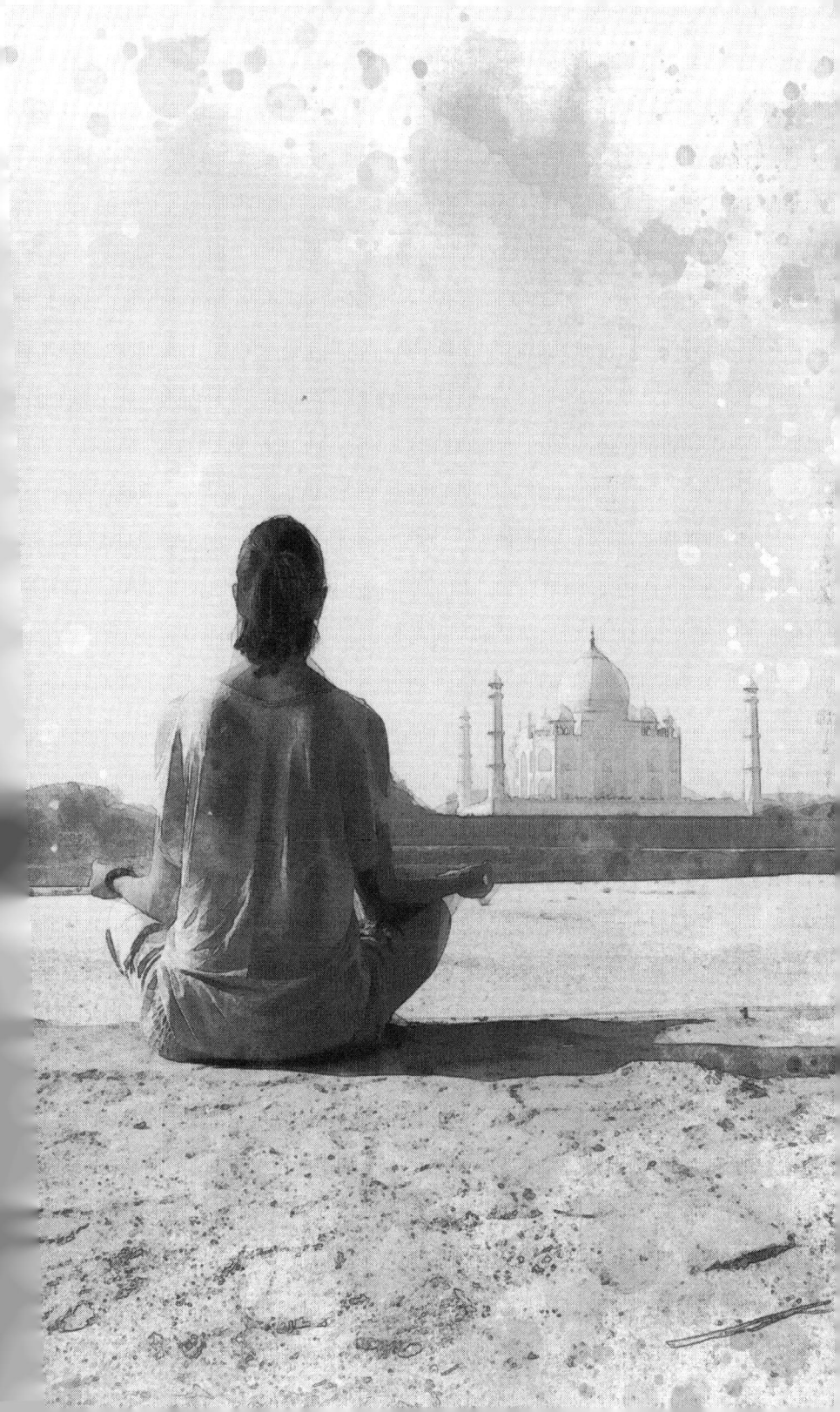

Die Lehre der Elemente

Doch um zu verstehen, was es grundlegend mit den Doshas auf sich hat, begeben wir uns in die Welt der Elemente. Nach ayurvedischem Verständnis gibt es nicht nur vier, sondern fünf Elemente und zwar Feuer, Wasser, Luft, Erde und Äther. Sie bestimmen das Leben aller Wesen, die auf der Erde wandeln. Damit haben sie nicht nur Einfluss auf uns Menschen, sondern auch auf die Tiere, Pflanzen und sogar Gesteine. Die Elemente waren bereits vor der Entstehung des ersten Lebens auf der Erde, weshalb sie bestimmend und formend sind. Wir Menschen sind ein Abbild des Universums. Es bildet den Makrokosmos, während wir den Mikrokosmos darstellen.

Die fünf Elemente stehen in direktem Zusammenhang mit den fünf Sinnen des Menschen. Feuer ist verknüpft mit unserer Sehkraft, Wasser wirkt sich auf unsere Geschmackssinne aus und die Luft hat Einfluss auf unsere Fähigkeit, etwas zu fühlen. Für unseren Geruchssinn ist das Element Erde verantwortlich und Äther für unser Gehör. All die Elemente und Sinne werden wiederum den bereits erwähnten Doshas zugeordnet. Ayurveda lehrt, dass das eigene Wohlbefinden vom individuellen Zusammenspiel dieser Elemente bestimmt wird. Jeder Mensch trägt sie in sich, doch die Frage ist, welches davon dominiert? Das gilt es herauszufinden, denn so kannst du ermitteln, welchem Dosha-Typ du angehörst und an welchen ayurvedischen Empfehlungen du dich orientieren kannst. Warum das so wichtig ist? Weil die Doshas Auswirkungen auf dein gesamtes Leben haben, denn sie sind in jeder einzelnen deiner Zellen verankert.

Hast du dich schon einmal gefragt, warum du genauso aussiehst, warum du diese Persönlichkeit hast, warum du dich zu gewissen Dingen hingezogen fühlst, während andere eher eine Abneigung in dir hervorrufen oder woher deine Stärken und Schwächen stammen? Häufig werden diese Fragen wie folgt beantwortet: »Das liegt zum einen an der Genetik, zum anderen haben dich gewisse Erlebnisse und Erfahrungen geprägt und zu dem gemacht, was du heute bist.« Doch Ayurveda legt dir eine ganz andere Erklärung vor. Die fünf Elemente sind dafür verantwortlich. Deren individuelle Zusammensetzung innerhalb deines Körpers ist der Grund für deinen Körperbau, deine Vorlieben, deine Stärken und Schwächen und deine gesamte Persönlichkeit.

Die Elemente stehen in einem ganz bestimmten Verhältnis zueinander, so auch die Doshas. Dieses Verhältnis muss stets aufrechterhalten werden. Wie genau das funktioniert, legen die ayurvedischen Lehren dar. Wird dieses Verhältnis gestört und die Balance geht verloren, kommt es zu Ama und dein Körper erkrankt. Ama kann grob mit den Begriffen »Schlacke«, »Giftstoffe« oder »Stoffwechselendprodukte« umschrieben werden. Wörtlich übersetzt bedeutet Ama »unverdaut« bzw. »unreif«, woraus die genannten Umschreibungen resultieren. Sammelt sich Ama in erhöhtem Maße in deinem Körper an, kommt es zu Unwohlsein oder gar zum Ausbruch von Krankheiten. Schuld daran ist Agni, das Verdauungsfeuer.

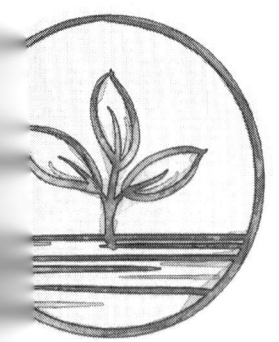

Krankheiten verstehen
Agni & Ama

Agni wird als eine kosmische Kraft, die innerhalb des Köpers wirkt, definiert. Kurz gesagt bestimmt sie unser Wohlbefinden und spielt eine zentrale Rolle, wenn es darum geht, die Gesundheit aufrechtzuerhalten. Gerät dein individuelles Gleichgewicht der Elemente und damit der Doshas durcheinander, wird Agni negativ gestimmt und dein Gesundheitszustand verschlechtert sich. Daher ist es besonders wichtig, es zu pflegen und zu nähren.

Agni steuert unter anderem die Verdauung. Auch in der westlichen Medizin ist bekannt, wie wichtig eine gut funktionierende Verdauung für die Gesundheit ist. Sämtliche Nahrung, die du zu dir nimmst, muss vollständig zersetzt und verarbeitet oder abtransportiert werden. Ist das nicht der Fall, bleiben Schlacken in deinem Köper zurück und beeinträchtigen Agni. Sie lagern sich in deinen Zellen ab und **Ama** entsteht. Folglich wird dein Wohlsein deutlich beeinträchtigt, woraus weitere negative Folgen resultieren können. Deine Lebensenergie lässt nach, du verlierst an Stärke, mentaler Belastungsfähigkeit und deine Lebenszeit verkürzt sich, um nur ein paar Beispiele zu nennen.

Wer den Kontakt zu seinem Inneren gänzlich verloren hat und nicht darauf achtet, regelmäßig in sich selbst hineinzuhorchen, wird die Signale, die der eigene Körper sendet, erst viel zu spät wahrnehmen. Erlischt das Verdauungsfeuer, steht der Tod vor der Tür. Aus diesem Grund wird Agni auch häufig als Lebensfeuer bezeichnet.

Doch Agni ist nicht nur verantwortlich für das vollständige Verdauen deiner Nahrung. Im Alltag bist du einer Menge äußerer Einflüsse ausgesetzt, die dein Organismus in etwas Körpereigenes umwandeln muss. So ist eine weitere Aufgabe dieses Feuers beispielsweise Toxine hinaus zu transportieren, die sich aufgrund von Schadstoffen aus der Umwelt oder auch stressbedingt in deinem Körper angestaut haben. Auch die Psyche nimmt einen bedeutenden Einfluss. Du hattest einen Streit mit einem guten Freund, der dich nachhaltig belastet, ein Kunde auf der Arbeit hat dir deutlich zu schaffen gemacht oder du hast gar einen lieben

Menschen verloren? All das legt sich genauso auf deinen Magen, wie schwer verdauliche Nahrung oder gar noch stärker. Ist Agni aufgrund von psychischer Belastung geschwächt, wird dein Körper auch leicht bekömmliche Nahrung nicht vollständig verdauen können. Es gilt also, das Problem an der Ursache zu bekämpfen.

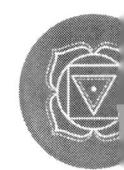

Schenkst du deinem inneren Feuer stets die Aufmerksamkeit, die es benötigt, wirst du mit umfassendem Wohlsein beschenkt. Du fühlst dich fit, gesund und voller Energie. Dein Geist ist wach und auch dein Teint erscheint frisch und strahlend. Damit wirkt sich Agni auf deinen gesamten Körper aus.

Kommt es dennoch zur Entstehung von Ama, ist ein Blick in den Darm von Nöten, um die sich nun abspielenden Prozesse zu verstehen. Es finden unter anderem Gärungen statt, die beispielsweise zur Bildung von Alkoholen führen. Dein Darm bietet nun den perfekten Platz für Keime, um sich einzunisten und Viren, Bakterien und Pilze haben leichtes Spiel. Du fühlst dich kraftlos, hast keinen Appetit und es fällt dir am Morgen besonders schwer, aus dem Bett zu kommen? Das können erste Anzeichen für angestautes Ama sein. Jetzt gilt es, schnell zu reagieren, um weitere Folgen zu vermeiden. Diese wären beispielsweise Schwindel, Durchfall, deutlicher Gewichtsverlust oder –zunahme und ein geschwächtes Immunsystem. So können Krankheitserreger besonders leicht von deinem Körper zehren und sich immer weiter ausbreiten. Auch auf psychischer Ebene macht sich Ama bemerkbar. Du hast Probleme damit, dich zu konzentrieren und auch kreative Arbeiten gehen dir nicht mehr so leicht von der Hand.

Zusammenfassend ist Agni also die Grundlage deines Wohlbefindens. Wird es geschwächt, gerät dein individuelles Gleichgewicht der Doshas durcheinander und es kommt zur Bildung von Ama. Kurz gesagt riskierst du den Ausbruch von Krankheiten, wenn du dich nicht ausreichend um dein Agni kümmerst und es pflegst.

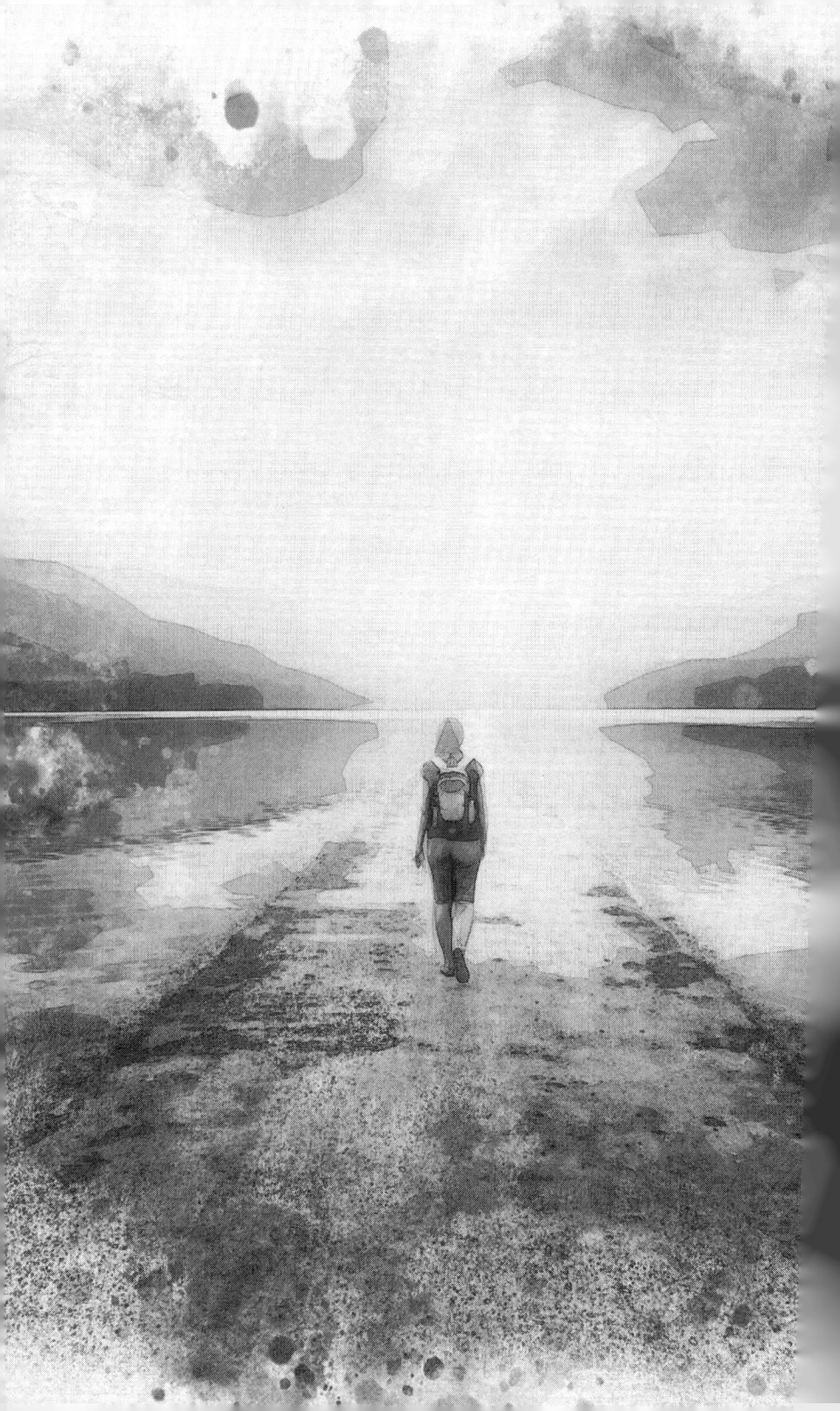

Der Weg zurück zum umfassenden Wohlsein

Wirst du von Unwohlsein geplagt, ist dein erster Gedanke vermutlich: »Ich muss zum Arzt!« Das ist grundsätzlich natürlich erst einmal richtig. Doch auch der Arzt kann laut ayurvedischen Ansichten keine vollständige Heilung herbeiführen. Was in seiner Macht steht, ist lediglich, deine Gesundheit wieder so weit aufzubauen, dass du selbst in der Lage bist, auf die vollständige Erfüllung deines Wohls hinzuarbeiten. Ayurveda sieht also keine umfassende medizinische Behandlung vor, die Krankheiten vollständig heilt, denn das ist laut der alten indischen Lehre schlichtweg nicht möglich. Nur du selbst kannst das erreichen.

Jeder Mensch ist demnach nicht nur seines eigenen Glückes, sondern auch seiner eigenen Gesundheit Schmied. Du selbst bist Herr deines Wohlbefindens und musst aktiv dafür sorgen, dieses aufrechtzuerhalten, um ein langes und gesundes Leben führen zu können. Allgemein gilt, dass keine Leistung, die ein Außenstehender für dein Wohl erbringen kann, so effektiv ist, wie das, was du selbst für dich tust. Ärztliche Behandlungen bringen nur temporäre Linderung, doch für eine vollständige Genesung und dauerhaftes Wohlergehen kannst nur du selbst sorgen. Das kannst du mithilfe ayurvedischer Methoden erreichen. Doch lass uns vorher erst einmal einen Blick darauf werfen, welche Erkrankungen es laut ayurvedischem Verständnis überhaupt gibt.

Sämtliche Krankheiten werden in drei Kategorien eingeteilt. Sie können angeboren sein, von externen Einflüssen hervorgerufen worden sein oder psychischer Natur sein. Angeborene Erkrankungen werden auf eine Unausgeglichenheit der Doshas zurückgeführt. Bei externen Krankheiten sind äußere Einflüsse Schuld an deinen Beschwerden. Dazu kommt es beispielsweise, wenn du dauerhaft stark verschmutzter Luft ausgesetzt bist oder sich Viren und Bakterien in deinem Organismus einnisten und dort ihr Unwesen treiben. Ist dein Unwohlsein psychischer Natur, sind emotionale Faktoren genauer zu betrachten, genauer gesagt die Erfüllung deiner inneren Bedürfnisse. Aber wie genau behandelt man Krankheiten laut den ayurvedischen Lehren denn nun?

Die Grundlagen der Ayurvedischen Heilung

Eine Frage ist Ausgangspunkt der ayurvedischen Heilmethoden: Fehlt deinem Körper etwas oder hat er von etwas zu viel? Damit kommen wir zu den zwei Gruppen der Therapiemethoden – Ergänzung und Reduktion. Weist dein Organismus einen Mangel auf, wird ihm etwas zugeführt. Werden die Beschwerden aufgrund eines Überschusses ausgelöst, wird die entsprechende Substanz reduziert. Möglich ist auch eine Kombination aus beiden Methoden. In diesem Fall widmet man sich erst der Reduktion und im Anschluss der Ergänzung. Andernfalls würdest du der Ursache deiner Beschwerden nur weiteren Nährboden schenken und sie hätte leichtes Spiel, sich weiter in deinem Körper auszubreiten. Folglich würde sich deine Verfassung weiter verschlechtern.

Es sind also erst einmal Praktiken an der Reihe, die deinen Körper von schädlichen Giften und Schadstoffen befreien. Sie kommen beispielsweise zum Einsatz, wenn du an starkem Übergewicht leidest oder dir gar eine Vergiftung, möglicherweise aufgrund verdorbener Lebensmittel zugezogen hast. Mithilfe der dabei angewendeten Praktiken werden die Übeltäter nicht nur auf schnellstem Weg eliminiert. Du kannst sie auch präventiv anwenden, um beispielsweise Giftstoffe, die sich bereits in deinem Körper angesammelt haben, hinaus zu transportieren, noch bevor sie deine Gesundheit schädigen können.

Im Rahmen der Reduktion musst du dich in Disziplin üben und von allem lossagen, was dir nicht guttut, egal, wie gern du es magst. Schlechte Lebensgewohnheiten wie das Essen ungesunder Speisen, das Trinken von Alkohol oder das lange Aufbleiben bis spät in die Nacht gehören der Vergangenheit an. Auch das Aufgeben materieller Güter, die keinerlei sinnvollen Zweck erfüllen und dir nicht einmal Freude bereiten, gehört dazu. Während der Reduktionstherapie denkst du über deine aktuelle Situation nach und reflektierst dein Leben. Bestenfalls gelangst du dadurch zu neuen Erkenntnissen, die dir den Weg zu einem langen und gesunden Leben weisen und dir den Sinn deiner individuellen Existenz aufzeigen.

Im Anschluss kommen ergänzende Methoden zum Einsatz, um Mängel auszugleichen. Das ist beispielsweise der Fall, wenn du dich körperlich oder auch mental zunehmend schwächer fühlst oder auch untergewichtig bist. Körper und Geist werden dabei gleichermaßen genährt. Dazu führst du unter anderem Entspannungsübungen durch oder meditierst. Das schenkt dir nicht nur neue mentale Kraft, sondern hilft dir auch dabei, zu erkennen, wie viel Freude dir das Leben bieten kann. Du tankst neuen Mut und Lebenskraft und gehst wieder voller Energie durch das Leben.

Um den Körper auf physischer Ebene zu nähren, ist eine Ernährungsumstellung maßgebend. Geht es um die Essgewohnheiten einer nach den ayurvedischen Lehren lebenden Person, denkst du vermutlich zuerst an eine asketische Lebensweise ganz im Zeichen Fasten und Verzicht auf alles, was du doch so gerne magst. Aber keine Sorge, du kannst aufatmen. Bei der ayurvedischen Ernährung geht es vor allem darum, die eigenen Essgewohnheiten an die körperliche Verfassung und an äußere Umstände anzupassen. Es spielt tatsächlich eine Rolle, was du in welchen Mengen isst, wann du es tust und auch auf welche Art und Weise, doch dazu an späterer Stelle mehr. Fakt ist allerdings, dass du dich nicht bis an dein Lebensende in völligem Verzicht üben musst. Du musst lediglich lernen, zu erkennen, was dir guttut und welche Signale deines Köpers wie zu deuten sind. Die ayurvedischen Lehren helfen dir dabei und fungieren als Leitfaden.

Zusammenfassung

Im Grunde basiert Ayurveda auf einer ganzheitlichen Betrachtung des Körpers, der in enger Verbindung mit dem Universum steht. Das Universum samt seiner fünf Elemente bestimmt unser aller Leben bereits vor der Geburt. All diese Elemente sind in einer gewissen Zusammensetzung in unseren Zellen verankert und bestimmen unsere Doshas. Sie sind verantwortlich für unseren Charakter, unser Erscheinungsbild und unser gesamtes Dasein. Um ein gesundes und langes Leben führen zu können, müssen sie im Gleichgewicht gehalten werden. Dazu ist es wichtig, mit sich selbst und dem Universum in Einklang zu sein.

Eine bedeutende Rolle spielt das Verdauungsfeuer Agni. Wenn es erlischt, erlischt auch das Leben. Daher solltest du ihm besondere Aufmerksamkeit schenken und deine Lebensgewohnheiten entsprechend ausrichten. Dessen Aufgabe ist es, alles Körperfremde, dass du absichtlich oder auch unabsichtlich zu dir nimmst, in etwas Körpereigenes umzuwandeln. Es ist beispielsweise für die Verdauung deiner Nahrung und dem Abtransport von Giftstoffen verantwortlich. Kann Agni dieser Aufgabe nicht vollständig nachgehen, entsteht Ama. Das wiederum führt zu Unwohlsein und dem Ausbruch von Krankheiten.

Tritt dieser Fall ein, musst du dir bewusst sein, dass nur du selbst dafür sorgen kannst, wieder vollständig zu genesen. Nimmst du medizinische Hilfe in Anspruch, ist die Linderung nur temporär. Der Arzt hilft dir lediglich dabei, einen Zustand zu erreichen, an dem du dir wieder selbst helfen kannst. Letztendlich hast du es allerdings selbst in der Hand. Ayurveda gibt dir den dazu nötigen Leitfaden an die Hand, denn nicht ohne Grund wird es als »Lehre des Lebens« übersetzt. Diese Lehre versteht sich nicht als Heilsystem, sondern als Philosophie, nach der du dein Leben ausrichten kannst, um deine Zeit auf Erden gesund, glücklich und ausgeglichen zu verbringen.

Eine Reise
durch die Geschichte der ayurvedischen Lehren

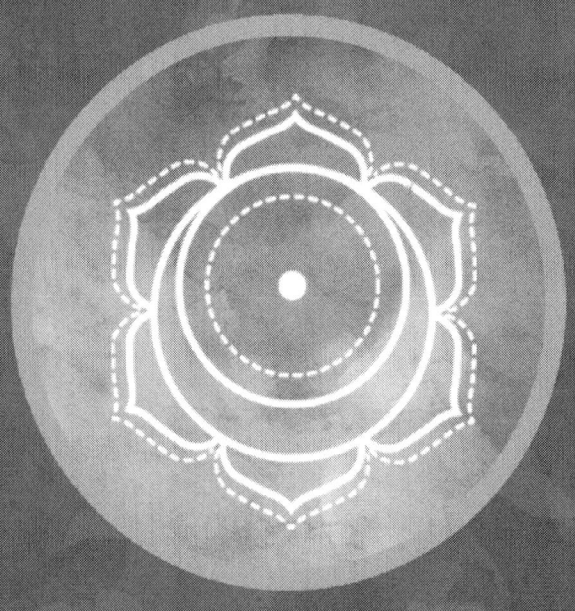

Um die Komplexität von Ayurveda besser verstehen zu können, werfen wir zunächst einen Blick auf die Entstehung und Entwicklung dieser Lehren. Es handelt sich dabei um einen Prozess, der vor vielen Tausend Jahren begann und noch bis heute andauert. Doch werfen wir zunächst einen Blick zu den Anfängen der ayurvedischen Lehre.

DIE ERSTEN SCHRIFTLICHEN QUELLEN DER MENSCHHEIT

Komm mit und lass dich auf eine kleine Zeitreise in das 2. Jahrhundert v. Chr. entführen. Wir befinden uns hier inmitten einer der ältesten Hochkulturen der Geschichte der Menschheit – der Induskultur. Uns umgeben Felder voller Baumwolle, Sesam und Datteln und wir erspähen Rinderherden und Wasserbüffel. Aus kleinen Dörfern werden langsam aber sicher konstruierte Städte. Inmitten dieser fortschrittlichen Kultur leben Gelehrte, die sich daran machen, die sogenannten Veden niederzuschreiben. Dabei handelt es sich um die ältesten Schriftstücke der Menschheit, die im Hinduismus sogar als Heilige Schrift angesehen werden. Das erste Exemplar – Rig Veda – enthält unter anderem grundlegende Informationen über Ayurveda. In der Indologie geht man davon aus, dass dies zu dieser Zeit geschah, allerdings herrscht darüber aufgrund von Unstimmigkeiten zwischen den zeitlichen Hinweisen, die sich darin befinden, und historischen Befunden. Doch darum soll es hier nicht gehen. Das Zusammenführen und Fertigstellen dieser Schriften erstreckte sich wissenschaftlichen Vermutungen zufolge über viele Jahrhunderte oder gar Jahrtausende. Doch nun ist es endlich soweit und die erste vollendete Schrift liegt vor uns.

DIVERSITÄT INNERHALB DER INDISCHEN MEDIZIN

Lass uns 1.000 Jahre weiter reisen. Hier erleben wir den Beginn der vedischen Kultur, die die Einwanderung arischer Stämme nach sich zog. Werfen wir einen Blick in die Städte, werden wir feststellen, dass die magische Medizin hier eine wichtige Rolle spielt. Es herrscht starke Uneinigkeit darüber, was genau Ayurveda uns lehrt und es scheint, als wäre diese Diversität zu groß, um sie je zu überwinden.

Unsere Reise führt uns nun in die klassische Phase der indischen Geschichte, genauer gesagt ins 1. Jahrhundert n. Chr. In Kuschana treffen wir den Mediziner Caraka, der gerade eines der Herzstücke der ayurvedischen Literatur verfasst – Caraka Samhita. Es beschäftigt sich vorrangig mit philosophischen Aspekten der Ayurveda und widmet sich auch der inneren Medizin.

Um das zweite literarische Herzstück zu finden, besuchen wir den ersten bekannten indischen Chirurgen Susruta. Von ihm stammen die Texte der Susruta Samhita, die sich auf operative Eingriffe fokussieren. Beide Werke erscheinen so unterschiedlich, dass man denken mag, es würden nun zwei verschiedene Stränge der Ayurveda entstehen. Tatsächlich hatte jede Schrift ihre eigenen Anhänger, doch die Diversitäten sollten nicht von langer Dauer sein. Die Menschen beschäftigen sich dank dieser Werke immer mehr mit dem Thema Gesundheit und der Ruf nach einem einheitlichen medizinischen System wird immer lauter. Das ist der Anstoß für uns, noch etwas weiter zu reisen.

Der erste grosse Durchbruch & das Aufkommen neuer Methoden

Im 6. Jahrhundert n. Chr. treffen wir einen weiteren indischen Arzt und sehen ihm zu, wie er eine neue Ära einleitet. Nach den Fehlversuchen anderer Gelehrter ist Vagbhata derjenige, der es endlich schafft, Caraka- und Susruta Samhita stimmig miteinander zu vereinen. Wir erleben hier einen wahren Durchbruch innerhalb des indischen Medizinsystems.

Wir setzen unsere Reise Ende des 8. Jahrhunderts fort und lernen Madhavakara kennen. Auch er nimmt sich den Inhalten der beiden Herzstücke Caraka- und Susruta Samhita an, integriert allerdings noch einen weiteren Aspekt – die Pathologie. Die Präzision, die seine Arbeit aufweist, bringt ihm eine Menge Aufmerksamkeit und Bewunderung ein. Doch fällt dir etwas auf? Arabische Einflüsse werden immer präsenter, denn die Eroberungszüge beginnen. Nicht nur auf kultureller und religiöser Ebene sind Veränderungen zu erkennen, sondern auch in der Medizin. Doch dazu wirst du zu einem späteren Zeitpunkt unserer Reise noch etwas mehr zu lesen bekommen.

Weiter geht es aber erst einmal im 13. Jahrhundert mit einem Blick durch die Tür eines weiteren Mediziners. Siehst du das Behältnis in seinen Händen? Es ist gefüllt mit Urin seines Patienten. In seiner anderen Hand befindet sich eine Pipette, die wiederum mit Öl gefüllt ist, das er in den abgegebenen Urin tropfen lässt. Er führt die sogenannte Tailabindu-Methode durch, die immer mehr Anklang findet. Anhand der Form, die das Öl annimmt, kann er Aussagen über den Gesundheitszustand seines Patienten treffen. Die Methode ist Teil des Ayurvedazweigs Nadisastra, der aktuell immer weiter in den Vordergrund rückt.

Einflüsse anderer Kulturen erhalten Einzug

Nun machen wir einen etwas größeren Sprung und landen im Jahr 1526, dem Beginn des Mogulreiches auf dem indischen Subkontinent. Erneut finden arabische Einflüsse Einzug in die Welt der Einheimischen. Wir sehen indische und arabische Mediziner, die ihr Gedankengut vereinen und voneinander lernen. Sie übersetzen zudem ayurvedische Texte ins Arabische, sodass auch Personen, die dem Sanskrit nicht mächtig sind, Zugang zum darin enthaltenen Wissen erhalten. Aufgrund dieser Vereinigung von Erkenntnissen können beide Kulturen gleichermaßen voneinander profitieren, ohne dass das eigene Gedankengut gänzlich verworfen werden muss.

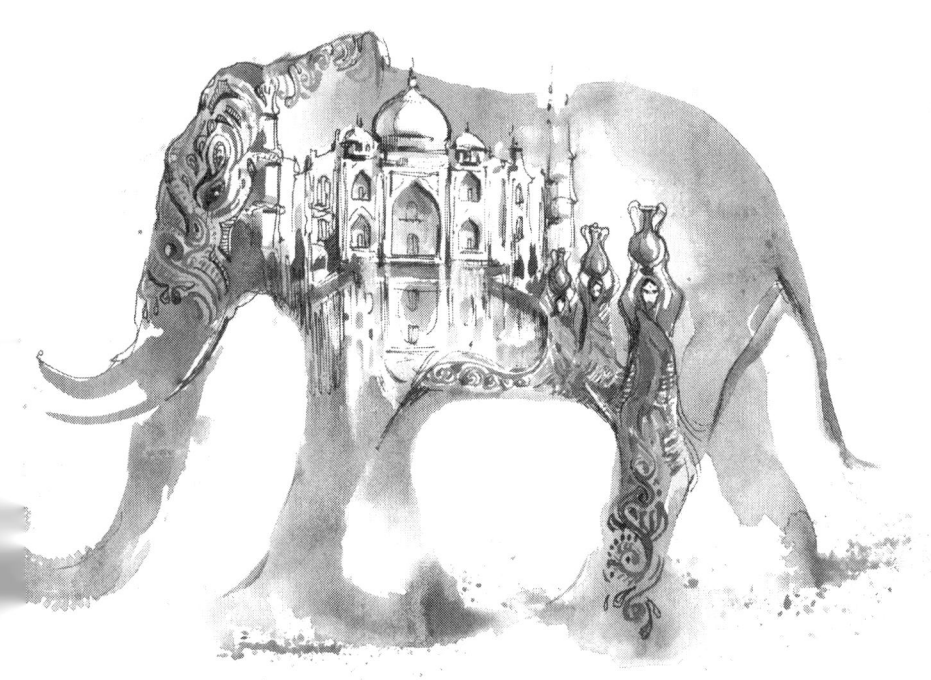

Westliche Schulmedizin vs. Indische Philosophie

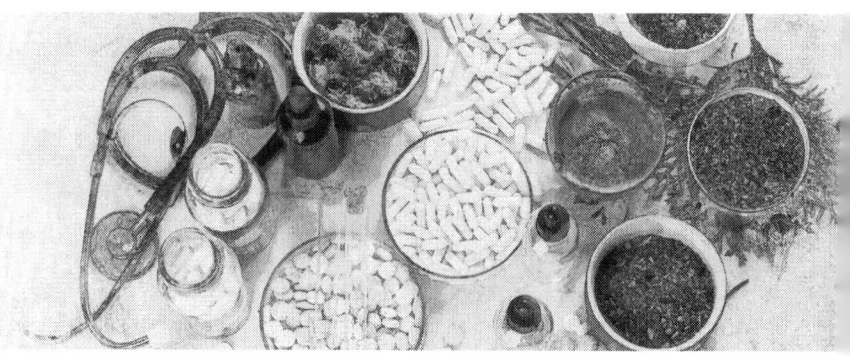

Doch die Araber sind nicht die einzigen, die Einfluss auf die ayurvedischen Lehren nehmen. Wir befinden uns nun im Jahr 1858 und wir müssen uns nicht lange hier aufhalten, um festzustellen, dass einige Menschen plötzlich Englisch sprechen. Grund dafür ist die Gründung von Britisch-Indien. Es kehren unzählige westliche Einflüsse ein.

Westliches Gedankengut und Ayurveda sind damals nur sehr schwer zu vereinen, denn die Schulmedizin aus Europa steht in starkem Kontrast zur Philosophie der indischen Heilkunst. Während man sich im Westen darauf konzentrierte, den Körper in seinen Einzelteilen zu analysieren und zu behandeln, basierte Ayurveda auf holistischen Ansichten.

Schon ab dem 16. Jahrhundert zeigten die Europäer allerdings großes Interesse an den ayurvedischen Lehren und wollten mehr darüber erfahren. Im Gegenzug brachten sie Heilpflanzen aus der Heimat mit, die in die indische Pharmazie integriert wurden. Doch hier im 19. Jahrhundert erleben wir eine wahre Renaissance von Ayurveda und eine Professionalisierung beginnt. Das Interesse steigt immer weiter und die alten Samhitas werden sogar neu gedruckt. Das ayurvedische Gedankengut verschmilzt immer mehr mit dem medizinischen Verständnis des Westens und die Ära der sogenannten New Age Ayurveda beginnt.

Eine nie endende Reise

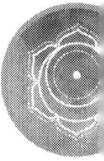

Damit sind wir wieder in der Gegenwart angekommen und unsere Reise neigt sich dem Ende zu. Doch die Entwicklung von Ayurveda ist damit noch lang nicht beendet. Sie schreitet weiter fort, denn nicht nur unsere Gesellschaft und die damit verbundenen Einflüsse, sondern auch die Medizin entwickelt sich stetig weiter. Diesen veränderten Bedingungen passt sich auch das westliche Verständnis von Ayurveda an. Traditionelle Praktiken der indischen Medizin wie Anwendungen mit Ölen und Kräutern, diverse Diäten und Meditationen werden unter anderem in Kombination mit medikamentösen Behandlungen und Therapien, die die westliche Medizin hervorbrachte, kombiniert. Wohin uns diese Reise noch führt, ist nicht abzusehen, doch sicher ist, sie wird weitergehen.

Dürfen wir dich kurz unterbrechen?

Deine Meinung als Leser ist gefragt!

Egal ob unsere Verlagsleitung, der Autor, unser Lektorat oder unsere Layouterin… oberstes Ziel jedes unserer Teammitglieder ist es, dass du von deinem Leseerlebnis begeistert bist und einen echten Mehrwert in dein Leben mitnehmen kannst.

Daher bitten wir dich herzlich um dein Feedback:

Hat dich dieser Ratgeber weitergebracht?
Was können wir verbessern?
Oder gefällt dir etwas gar nicht?
Konnte dir das Buch helfen, Ayurveda in deinen Alltag zu integrieren?
Wie ging es dir damit?

Nimm Kontakt zu uns auf und teile uns deinen persönlichen Eindruck mit.

Insbesondere falls du mit diesem Buch unzufrieden bist, bitten wir dich, uns deine ehrliche und ungeschönte Meinung mitzuteilen, damit wir uns weiterentwickeln können.

Nutze dazu unser bequemes Feedback-Formular oder schreibe eine Mail an namastee.verlag@gmail.com.

Als Dankeschön erhältst du exklusiv Yasmin Kumars Extra-PDF »Meine besten 10 + 1 Ayurveda-Rezepte« per Mail zugeschickt. Wir freuen uns auf dein Feedback und wünschen viel Spaß beim Weiterlesen!

Im Namen des Verlagsteams

Tom Bernhardt

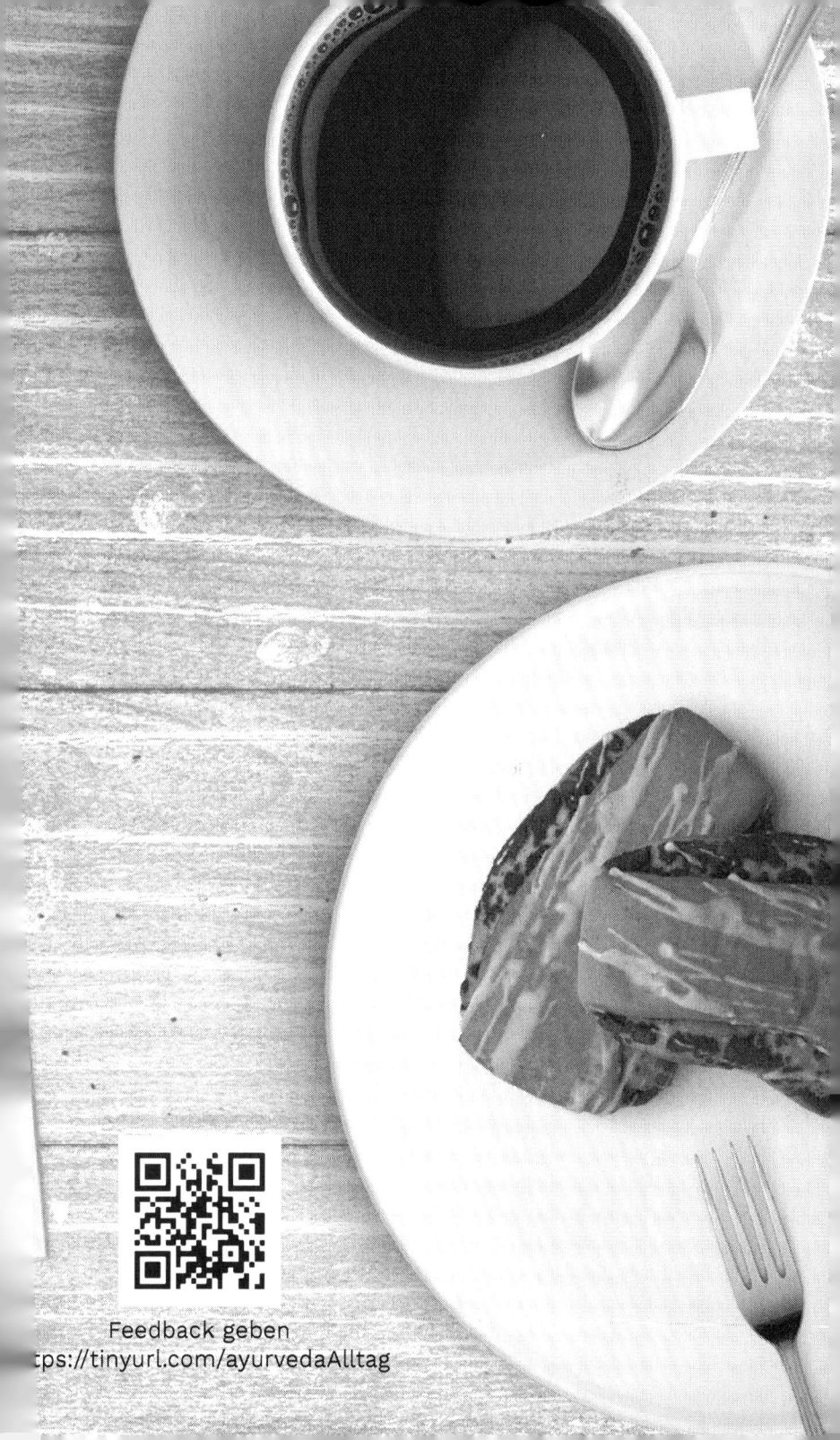
Feedback geben
tps://tinyurl.com/ayurvedaAlltag

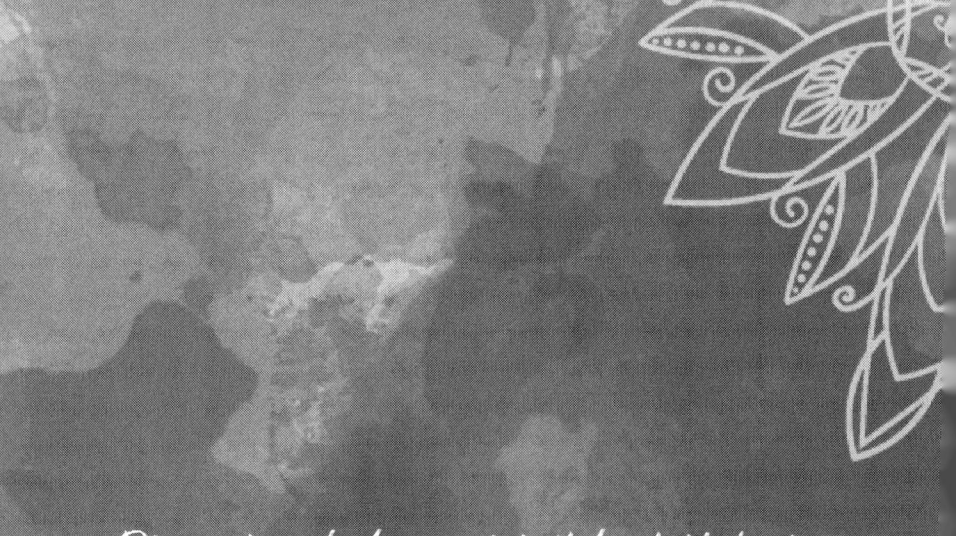

Die wahre Lebensweisheit besteht darin, im Alltäglichen das Wunderbare zu sehen.

— Pearl S. Buck —

Die Kraft der Elemente
Dein persönlicher Dosha

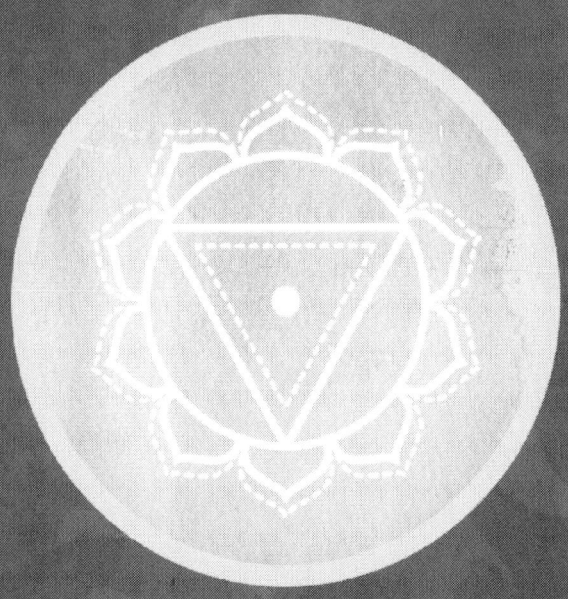

*E*ine Sache ist klar: Die individuelle Zusammensetzung der Doshas innerhalb unseres Körpers spielt eine maßgebende Rolle in unser aller Leben. Sie vereinen die fünf Elemente in uns, die wiederum als Essenz unserer Erde gelten. In jeder einzelnen unserer Zellen sind sie verankert und das in einer ganz speziellen Konstellation. Die Doshas sind es, die uns so einzigartig machen. Sie bestimmen, wie wir aussehen, welche Charakterzüge wir aufweisen, was wir mögen und wovon wir uns lieber fernhalten. Sie sind zudem dafür verantwortlich, zu welchen Krankheiten wir neigen.

Wenn du dein Leben nach den ayurvedischen Lehren ausrichten möchtest, musst du also erst einmal herausfinden, welche Dosha-Konstellation dein Körper aufweist. Jedem Dosha sind gewisse Hinweise bezüglich der Alltagsgestaltung und der Ernährung zugeordnet, sodass du selbst aktiv dafür sorgen kannst, dein Wohlbefinden stets aufrechtzuerhalten. Nicht nur die Lebensmittel selbst, sondern auch deren Zubereitung ist entscheidend. Während einige Personen vor allem warme Gerichte verzehren und alle Zutaten schonend garen sollten, tun anderen eher kalte Speisen und Rohkost gut, doch dazu später mehr.

Das Verhältnis, in dem die Doshas stehen, ist angeboren. Das bedeutet, du kannst es im Laufe deines Lebens nicht beeinflussen und musst es als gegeben akzeptieren. Diese individuelle Konstellation wird auch »prakriti« genannt. Um gesund zu bleiben und lange auf dieser Erde zu weilen, musst du darauf achten, dein ganz persönliches Dosha-Gleichgewicht aufrechtzuerhalten. Sind alle Funktionsprinzipien in Balance, fühlst du dich nicht nur körperlich fitter und gesünder, sondern bist auch mental deutlich empfänglicher für positive Einflüsse. Der Zustand der Doshas wirkt sich also sowohl auf deinen Körper als auch auf deine Gefühlswelt und deine Gedanken aus.

Drängt sich ein Dosha plötzlich in den Vordergrund, obwohl es dort nicht sein sollte, kommt es zu Ama. Zu viel Vata macht sich beispielsweise in Form von Gasen im Dickdarm bemerkbar und dich plagen Probleme mit dem Magen-Darm-Trakt. Ein Überschuss an Pitta sorgt für die Bildung von Säuren in der Leber und ebenfalls im Dickdarm. Zu viel Kapha hingegen führt zur Entstehung schleimiger Substanzen im Magen und in der Lunge.

Du merkst, alle Doshas haben eines gemeinsam: Sie wirken sich auf das Verdauungssystem aus.

Daher spielt vor allem die Ernährung eine sehr wichtige Rolle innerhalb der ayurvedischen Lehren. Nur wer seine Nahrung gut und vollständig verdaut, kann sich selbst von unbrauchbaren Substanzen befreien und den eigenen Körper rein halten. Wie gut dein Verdauungsfeuer Agni arbeitet, ist ebenfalls davon abhängig, welche Doshas in deinem Körper dominieren. Daher werden für jeden Dosha-Typ andere Lebensmittel empfohlen. Aber woher weiß man denn nun, welcher Gruppe man angehört?

Welcher Dosha-Typ bist du?

Der Schlüssel zu einem langen und gesunden Leben ist, herauszufinden, welchem Dosha-Typ genau man angehört. Doch leider wirst du an dieser Stelle enttäuscht. Die Wahrscheinlichkeit, dass du dich selbst einen bestimmten Typ zuordnen kannst, liegt nahezu bei null. Die meisten Menschen sind Mischtypen und weisen daher Eigenschaften auf, die nicht eindeutig zu einem Dosha zugeordnet werden können.

Häufig ist es sinnvoll, einfach einmal in sich hineinzuhorchen und darauf zu vertrauen, was dein Körper dir mitzuteilen versucht. Er kommuniziert ununterbrochen mit dir, du musst ihm nur zuhören. Natürlich ist es dennoch durchaus hilfreich zu überprüfen, welche Eigenschaften welcher spezielle Dosha-Typ aufweist und welche Empfehlungen Ayurveda ausspricht. Lass uns also endlich in die Welt der Elemente abtauchen und herausfinden, in welchem Dosha du dich am ehesten wiederfindest.

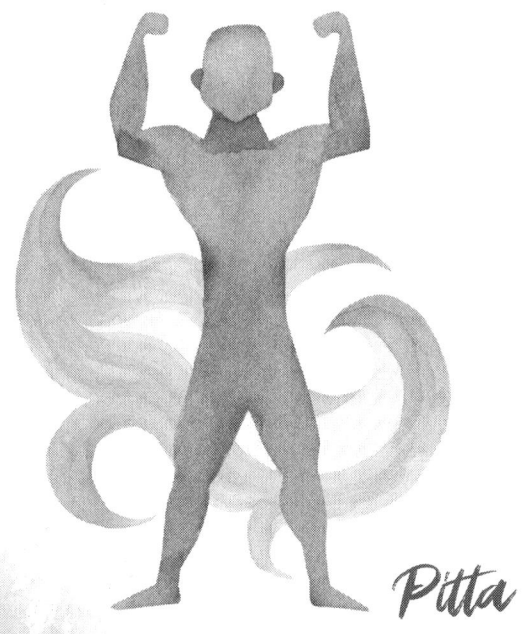

Pitta

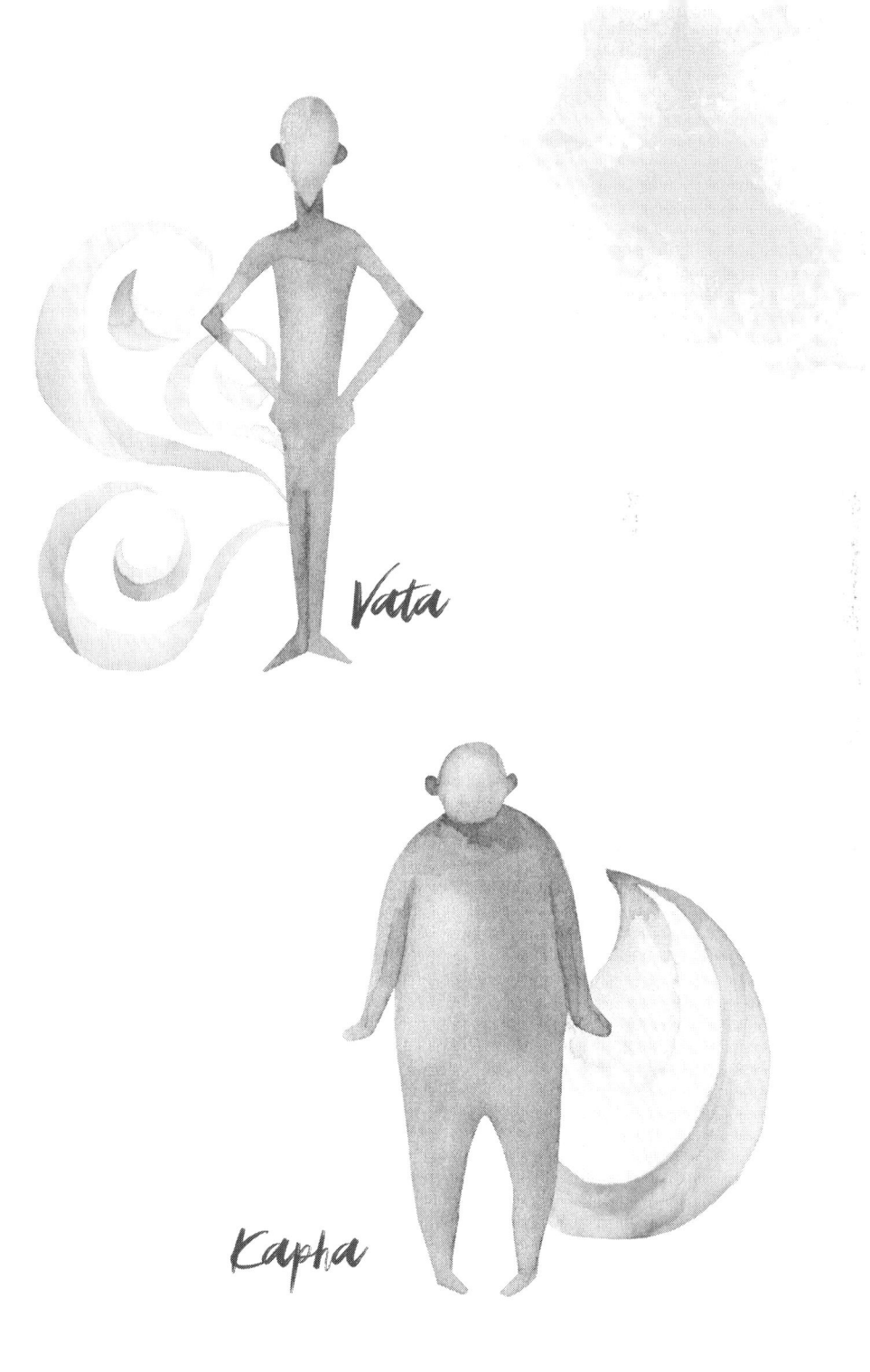

Vata

Kapha

VATA

Das Dosha Vata vereint die Elemente Luft und Äther miteinander. Äther ist mit fehlender Widerstandskraft gleichzusetzen und hat Einfluss auf deine Ohren und die Zunge. Damit ist dieses Element maßgebend für dein Gehör, aber auch deine Sprachsteuerung und den Geschmackssinn. Luft hingegen symbolisiert Bewegung und steht in enger Verbindung mit deinem flächengrößten Organ – der Haut. Ihr ist folglich der Tastsinn zugeordnet. Es ist also kaum verwunderlich, dass Vata als Bewegungsprinzip gilt. Es bestimmt deine Atmung, deine Verdauung und damit deinen Stoffwechsel.

Im Grunde hat es Einfluss auf sämtliche Bewegungsabläufe, die innerhalb deiner Zellen stattfinden. Es ist sogar für deine Körpergröße verantwortlich, denn es steuert dein Wachstum. Vata ist außerdem für den Fluss deiner Gedanken zuständig. Es regelt die Aktivität deiner geistigen, aber auch körperlichen Wahrnehmung. All das macht Vata zu dem Dosha, dass den beiden anderen übergeordnet ist und sie kontrolliert. Gerät eines der Doshas aus dem Gleichgewicht und weicht somit von deiner angeborenen Konstellation ab, handelt es sich dabei in erster Linie um Vata.

Auch wenn du glauben magst, dass Pitta oder Kapha die Schuldigen sind, ist es mit hoher Wahrscheinlichkeit Vata, das eine Täuschung verursacht. Solange es im Gleichgewicht ist, sind es die anderen Doshas auch. Erst wenn es zu hoch oder zu niedrig ist, können auch Pitta und Kapha aus der Balance geraten. Vata ist somit für die frühen Stadien einer Krankheit verantwortlich. Daher müssen Krankheiten, die durch diese beiden Doshas ausgelöst werden, in der Regel gemeinsam mit Vata behandelt werden.

Vata steht in enger Verbindung mit deinem Nervensystem, ist aber im Dickdarmbereich ansässig. Kurz gesagt kann Vata mit folgenden Worten beschrieben werden: kalt, hart, trocken, rissig, rau und schnell.

Aussehen

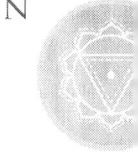

Herrscht Vata in deinem Körper vor, weist du einen schlanken und zarten Körperbau auf. Hinzu kommt eine dünne Haut, die deine Knochen durchscheinen lässt. Auch deine Haare sind eher dünn. Dunkle Locken sind typisch für Vata. Dein Gesicht weist eine lange und eckige Form auf und dein Kinn ist kaum ausgeprägt, wenn nicht gar unterentwickelt. Deine Nase ist zwar schmal, aber dennoch auffällig, denn sie ist gekrümmt, asymmetrisch oder überdurchschnittlich lang.

Deine Augen passen zu deiner Haarfarbe. Sie sind dunkelbraun, kommen allerdings kaum zur Geltung, denn sie sind eher klein und tiefliegend oder stehen eng beieinander. Auch dein Mund ist klein und deine Lippen sind schmal. Die dazwischen hervorblitzenden Zähne sind unregelmäßig gewachsen und weisen Fehlstellungen auf. Dein Zahnfleisch geht zudem schnell zurück und legt deine Zahnhälse frei.

Körperliche Eigenheiten

Egal, ob dir warm ist oder nicht, deine Hände und Füße sind stets kalt. Daran ändern häufig auch heiße Sommertage nichts. Auch die Qualität deines Schlafes lässt leider zu wünschen übrig. Du hast Probleme damit, ein- und auch durchzuschlafen und wachst bereits aufgrund leisester Geräusche auf. Demzufolge wirst du sehr schnell müde. Im Kontrast dazu kommen Phasen auf, die fast schon als Hyperaktivität gedeutet werden können. Sowohl mental als auch körperlich unterliegt deine Leistung Energieschüben, die kommen und gehen.

Doch nicht nur dein Schlaf und das damit verbundene Energielevel, sondern auch dein Appetit ist sehr unregelmäßig. Es vergehen Tage, an denen du am liebsten dauerhaft essen würdest, an anderen Tagen wiederum bekommst du kaum einen Bissen herunter. Demzufolge arbeitet auch deine Verdauung in unregelmäßigen Abständen. Das führt zu Problemen des Magen-Darm-Trakts und Verstopfungen und Durchfall plagen dich regelmäßig.

Persönlichkeit

Deine Persönlichkeit ist vom Attribut »schnell« geprägt. Neue Informationen nimmst du rasch auf und handelst auch dementsprechend. Man kann dich sehr schnell für neue Dinge begeistern und auch du selbst sprudelst nur so vor Ideen. Deine Freunde beschreiben dich als lebendigen Mensch, dessen Laune allerdings innerhalb weniger Sekunden umschlagen kann. Du regst dich schnell auf und lässt dich aus der Bahn bringen.

So rasch wie du neue Informationen aufgesaugt hast, hast du sie häufig auch schon wieder vergessen. Außerdem neigst du dazu, dich über alltägliche Dinge zu sorgen und stehst dir damit von Zeit zu Zeit selbst im Weg. Doch dein Mut treibt dich immer wieder dazu an, Dinge zu wagen, die sich wohl kaum jemand zutrauen würde. Du bist stets auf der Suche nach dem nächsten Abenteuer und zeigst dir damit selbst immer wieder neue Aspekte auf, warum es sich lohnt, zu leben und welchen Sinn deine Existenz hat. Du möchtest ein Zeichen setzen und die Welt, in der du lebst, verändern. Vata schenkt dir die dafür nötige Kraft.

Du liebst es, zu reisen, die Welt zu erkunden und fremde Länder und Kulturen kennenzulernen. Doch bei all der Reiselust gibt es dennoch eine Sache, auf die du getrost verzichten kannst: kalte und windige Orte. Hier fühlst du dich alles andere als wohl und bist froh, wenn du deine Reise endlich fortsetzen kannst.

Deine Vata-Energie kann sich allerdings auch in eine negative Richtung entwickeln. Tritt dieser Fall ein, herrscht große Unzufriedenheit in deinem Inneren. Deine anfängliche Euphorie scheint plötzlich wie weggeblasen und du hast sämtlichen Mut verloren. Du selbst stehst deinem Neuanfang im Weg. Obwohl du mit deiner jetzigen Situation unzufrieden bist, findest du einfach keine Möglichkeit, etwas daran zu ändern und gibst die Hoffnung auf.

Ein zu hoher Vata-Anteil hingegen lässt dich dein Ziel leicht aus den Augen verlieren. Du bist ambitioniert, weißt aber nicht, welcher Weg der richtige ist. Anstatt den nächsten Schritt zu wagen und dich für die Option zu entscheiden, die den größten Erfolg zu versprechen scheint, lässt du den Gedanken wieder ziehen. So groß das Interesse anfangs auch war, es verschwindet schnell wieder. Die Idee langweilt dich plötzlich und du verweilst in deinem alten Leben. Je höher der Vata-Anteil in deiner persönlichen Dosha-Konstellation ist, desto wechselhafter bist du.

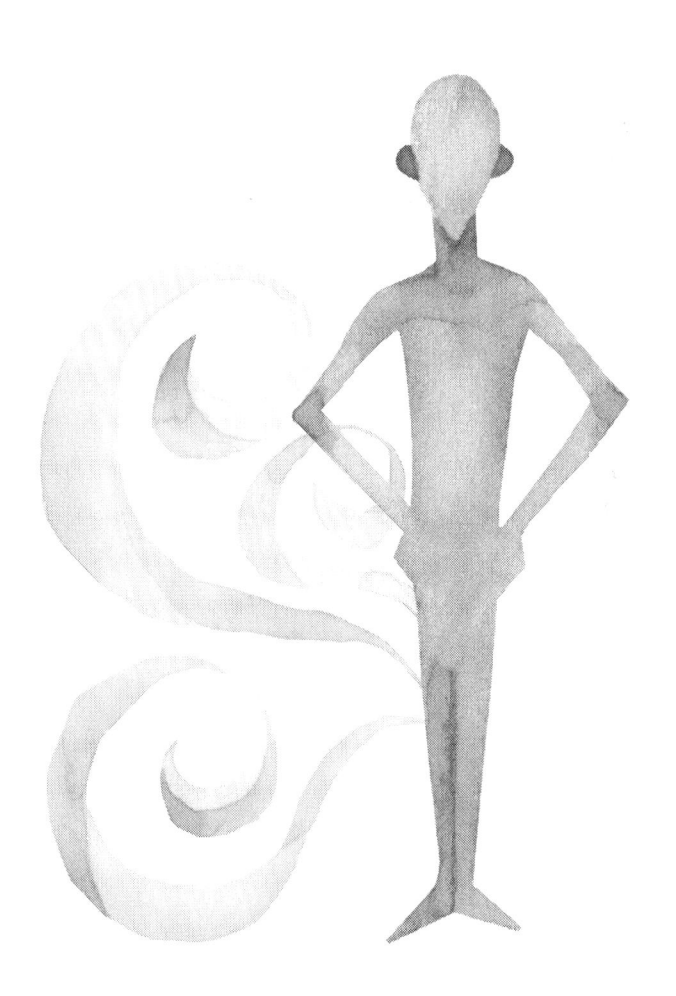

VATA-STÖRUNGEN WIEDER IN DEN GRIFF BEKOMMEN

Als Vata-Typ unterliegst du starken Schwankungen und führst in jeglicher Hinsicht ein sehr wechselhaftes Leben. Um Störungen dieses Doshas wieder unter Kontrolle zu bekommen, ist eines besonders wichtig: Beruhigung. Nimm dir regelmäßig Auszeiten, um all die Bewegung, die in deinem Leben herrscht, für einen Moment zu verlangsamen. Deine Welt dreht sich unglaublich schnell und kann dich somit umso leichter aus der Bahn werfen. Integriere dazu kleine Spaziergänge in deinen Alltag. Hier kannst du abschalten und hast Zeit nur für dich. Lasse deinen Tag noch einmal Revue passieren und verarbeite ganz in Ruhe alles, was heute geschehen ist.

Stelle dein Smartphone auf lautlos und lasse auch deine Kopfhörer zu Hause. Lausche einfach nur den sanften Geräuschen der Natur. Dafür bietet sich ein Spaziergang durch den Wald oder den Stadtpark besonders gut an. Die frische Luft und das satte Grün haben eine vitalisierende Wirkung. Nicht ohne Grund werden Waldspaziergänge im Osten Asiens bereits als therapeutische Maßnahme verschrieben. Lade ab und zu auch eine Freundin ein, dich zu begleiten. Der Austausch mit ihr wirkt wahre Wunder für deine Seele. Mit ihr kannst du sorgenlos über alle Themen sprechen, die dich beschäftigen und deine Gedanken noch besser ordnen.

Laufe doch auch einfach mal barfuß über das Gras oder lege dich ein paar Minuten auf eine Wiese und lasse deine Gedanken schweifen, sofern es das Wetter zulässt. So schaffst du eine noch engere Verbindung zur Erde und damit zum Universum, zu dem wir den Kontakt laut Ayurveda nie verlieren sollen.

Die richtige Ernährung

Ist Vata das vorherrschende Dosha in deinem Körper, benötigst du Wärme. Am besten startest du deinen Tag mit einem angenehm warmen Haferbrei, der gleichzeitig deine Verdauung anregt. Zudem eignen sich warme und leicht bekömmliche Suppen, die du bestenfalls aus Süßkartoffeln, Rote Beete, Karotten oder Pastinaken zubereitest. Auf Rohkost solltest du weitestgehend verzichten und sowohl Obst als auch Gemüse nach Möglichkeit dünsten.

Häufig wird auch das ayurvedische Mus Chyavanprash empfohlen, das aus Amla-Beeren und bis zu 80 verschiedenen Kräutern besteht. Bereits seit mehreren Tausend Jahren wird es als Stärkungsmittel eingesetzt. Insgesamt sollte dein Speiseplan aus drei warmen Mahlzeiten am Tag bestehen und auch ausreichend Tee darf nicht fehlen. Ist dein Vata zu hoch, sind süße, saure und auch salzige Speisen das Richtige für dich. Bei zu niedrigem Vata solltest du auf bittere und scharfe Gerichte zurückgreifen.

ZUSAMMENFASSUNG

Wenn Vata dominiert, steckst du voller Tatendrang, bist offen für Neues und möchtest immer etwas dazulernen. Allerdings kann deine anfängliche Begeisterung auch schnell in Langeweile oder Zweifel umschlagen. Dein Leben ist von Wechselhaftigkeit bestimmt. Das gilt nicht nur für deine innere Einstellung und deine Interessen, sondern auch für die Qualität deines Schlafes und deiner Verdauung. Gut tun dir Wärme und Entspannung.

Während eines Abendspaziergangs durch den Park mit einer Person des Vertrauens kannst du all die Gedanken ordnen, die dir durch den Kopf geistern. In einem angenehmen Kräuterbad umgibst du dich mit wohliger Wärme und tankst neue Kraft.

Du benötigst einen geordneten Tagesablauf, der dir eine gewisse Struktur und damit auch Halt gibt. Drei warme Mahlzeiten mit schonend gedünsteten Zutaten runden den perfekt auf den Vata-Typ abgestimmten Tag ab.

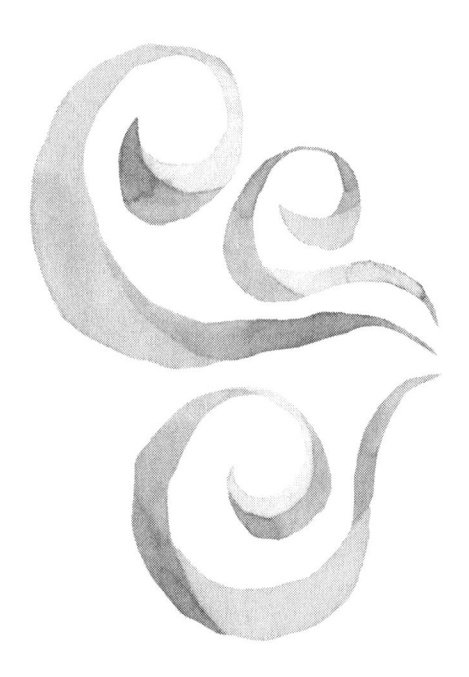

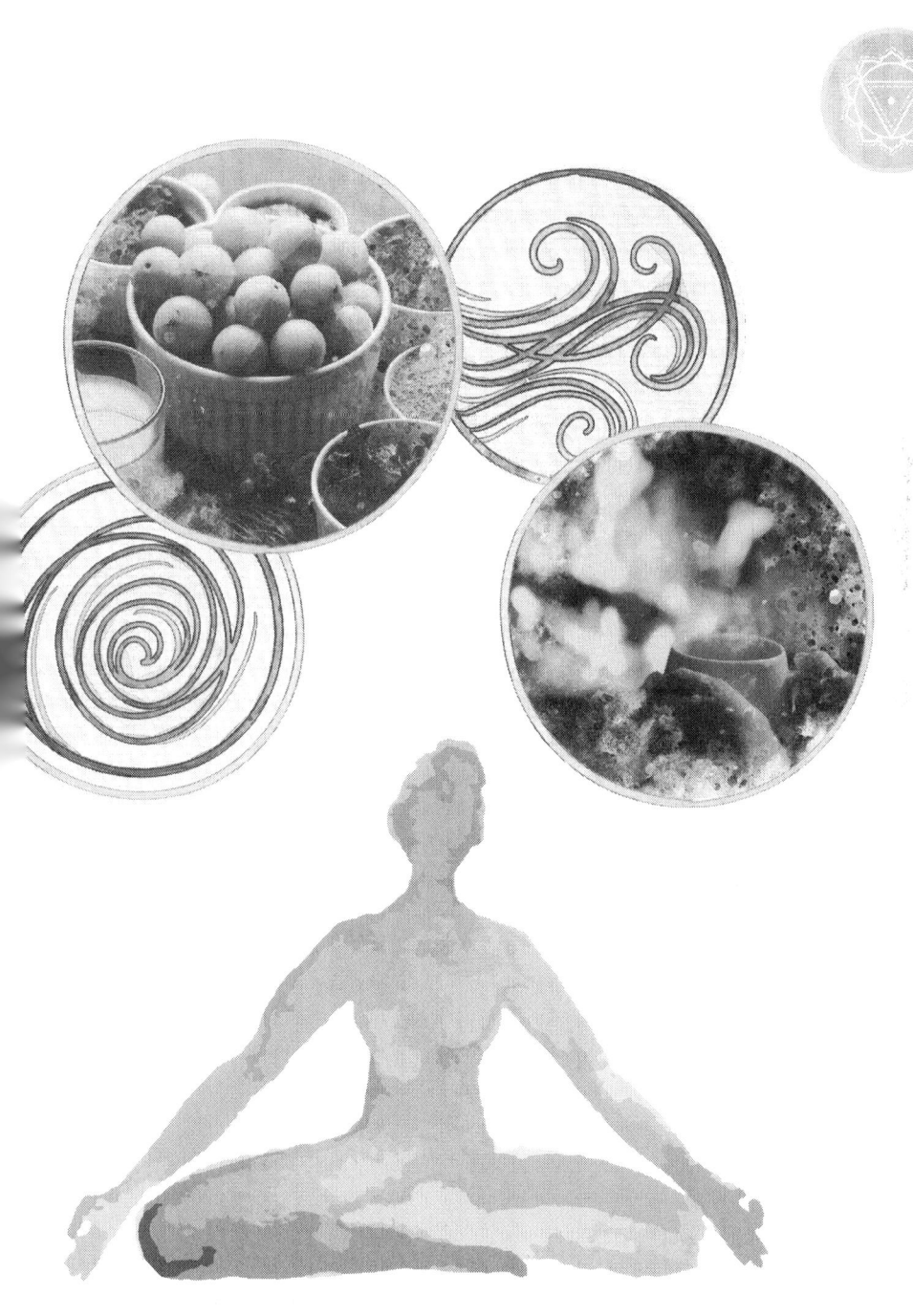

Vata

Pitta

Das Dosha Pitta werden die Elemente Feuer und Wasser zugeordnet. Wobei das Feuer stark dominiert. Es beeinflusst demzufolge den Wärmehaushalt in deinem Körper aber auch deinen Sehsinn sowie die Arbeit deines Hormonhaushalts und deiner Geschlechtsorgane. Feuer wird häufig mit Emotionen in Verbindung gebracht und das ist auch hier der Fall, denn Pitta beeinflusst deine Gefühlslage. Der ein oder andere Wutausbruch kommt durchaus einmal vor. Auch auf deinen Intellekt wirkt sich dieses Dosha aus.

Aufgrund der starken Verbindung zum Feuer, hältst du dich von zu viel Hitze fern und fühlst dich bei heißem Wetter oder direkter Sonneneinstrahlung unwohl. Dein Körper benötigt etwas, was er »verbrennen« kann, um sich nicht selbst zu schaden. Dieses Material stellst du ihm in Form von Pitta-gerechter Ernährung, ausreichend Bewegung und geistigen Herausforderungen zur Verfügung.

Pitta ist in deinem Verdauungssystem ansässig, genauer gesagt im Dünndarm, Zwölffingerdarm und im Magen. Es ist also nicht überraschend, dass auch Pitta Auswirkungen auf deine Verdauung und damit den Stoffwechsel hat. Du hast einen gesunden Appetit und Durst, was sich positiv auf deine Verdauung auswirkt. Eine Mahlzeit auszulassen, fällt dir daher sehr schwer.

Dieses Dosha wird aufgrund seiner Verbindung mit dem Feuer als heiß und scharf charakterisiert aber auch als bitter, sauer, feucht, flüssig und leicht.

Aussehen

Die typische Pitta-Person hat eine helle Haut, die sehr empfindlich auf die Strahlen der Sonne reagiert. Herrscht dieses Dosha in dir vor, ist deine Haut von Sommersprossen und Leberflecken übersäht und du neigst zu Hautausschlägen. Genauso weich und fein wie deine Haut ist auch dein Haar. In einem Blond- oder Rotton umrandet es dein Gesicht. Dieses wiederum weist eine Herzform samt einem gut ausgeprägten Kinn auf. In dessen Mitte befindet sich eine gerade und spitze Nase, die weder überdurchschnittlich groß noch klein ist.

Auch die Größe deiner Lippen und deiner Augen ist durchschnittlich. Zur hellen Haut gesellen sich auch helle Augen, meist in zartem blau, grau oder grün. Dein Körperbau ist nicht zierlich aber auch nicht besonders breit. Auch hier ist wieder das Attribut »durchschnittlich« zu nennen.

Körperliche Eigenheiten

Als Pitta-Typ schwitzt du sehr viel, auch dann, wenn du weder hohen Temperaturen noch starkem Stress ausgesetzt bist. Allerdings ist das für dich ein Zeichen von Wohlgefühl und Stärke.

Dein Agni ist außerordentlich aktiv und macht dich sehr hungrig. Bekommst du dann nicht schnell etwas Essbares zwischen die Zähne, ist der Spaß vorbei und du bist gereizt. Aufgrund des vielen Essens hat dein Magen ordentlich zu tun und dein Verdauungssystem kann durchaus auch einmal überfordert sein. Dann kommt es zu Magenkrämpfen oder Durchfall. Außerdem neigt dein Körper zur Übersäuerung, woraus ab und an Sodbrennen resultiert.

Persönlichkeit

Deine Persönlichkeit als Pitta-Typ ist alles andere als durchschnittlich. Du hast das Zeug zu einer Führungsperson, denn du bist blitzgescheit und kannst dich sehr gut artikulieren. Du motivierst deine Mitmenschen dazu, produktiv zu werden und endlich Dinge anzugehen, die sie seit Monaten vor sich herschieben. Hindernisse gibt es für dich nicht, du überwältigst sie einfach, als wären sie gar nicht existent. Auch unangenehmen Aufgaben nimmst du ohne langes Zögern in Angriff und schaffst Probleme schnell aus der Welt.

Du liebst es, neue Dinge kennenzulernen, dich Herausforderungen zu stellen und bist immer unterwegs. Wächst dir der Stress doch einmal über den Kopf, bist du schnell gereizt und auch Wutausbrüche sind keine Seltenheit. Du bist sehr perfektionistisch und ehrgeizig, wodurch du dich selbst sehr stark unter Druck setzt. Zufrieden bist du nur selten, doch das treibt dich nur noch weiter an, immer besser zu werden.

Der Drang, sich immer weiter zu steigern, ist deine größte Motivation. Doch nicht immer führt dieser Perfektionismus zu positiven Ergebnissen. Gepaart mit deinem blitzgescheiten Verstand entdeckst du jeden noch so kleinen Fehler, über den andere Dosha-Typen eher hinwegsehen würden, weil sie schlichtweg nicht relevant sind. Doch das spielt für dich keine Rolle. Du möchtest alles, was verbesserungswürdig ist, optimieren. Dabei ist es dir egal, ob diese Optimierung zu einem besseren Endergebnis führt oder nicht.

Dich plagen häufig Zweifel, ob du und deine Leistungen gut genug sind und genau das treibt dich noch weiter an. Du verlierst deine Ziele niemals aus den Augen und arbeitest effizient darauf hin. Genau das macht den Erfolg zu deinem stetigen Begleiter. Stehst du unter Zeitdruck, wirst du sogar noch produktiver. Dein Perfektionismus lässt sich allerdings schnell ignorant und überkritisch gegenüber deinen Mitmenschen wirken. Hier ist Einfühlungsvermögen gefragt.

Als Pitta-Typ strotzt du nur so vor Charisma und kannst einen noch so großen Raum mit deiner reinen Präsenz komplett ausfüllen. Die Motivation und Dynamik, die du versprühst, ist deutlich spürbar. Pitta schenkt dir nicht nur Unmengen an Energie und Willenskraft, sondern auch die dazu passende Ausstrahlung.

Auch im Sport bist du ganz vorn mit dabei, solange es sich dabei um einen Wettbewerb handelt. Du möchtest stets an der Spitze stehen und gibst dich mit dem zweiten Platz keineswegs zufrieden. Nicht nur besser als die anderen sein, sondern auch besser als du selbst beim letzten Versuch – das ist dein Ziel.

All die Motivation steigt dir allerdings manchmal über den Kopf und du übertreibst. Du vergisst, wo die Grenzen liegen und schießt weit über dein Ziel hinaus, was nicht unbedingt positiv zu bewerten ist. Du lässt dich sehr leicht reizen und reagierst aggressiv auf dein Gegenüber. Das Ganze kann sogar bis hin zu cholerischen Anfällen führen.

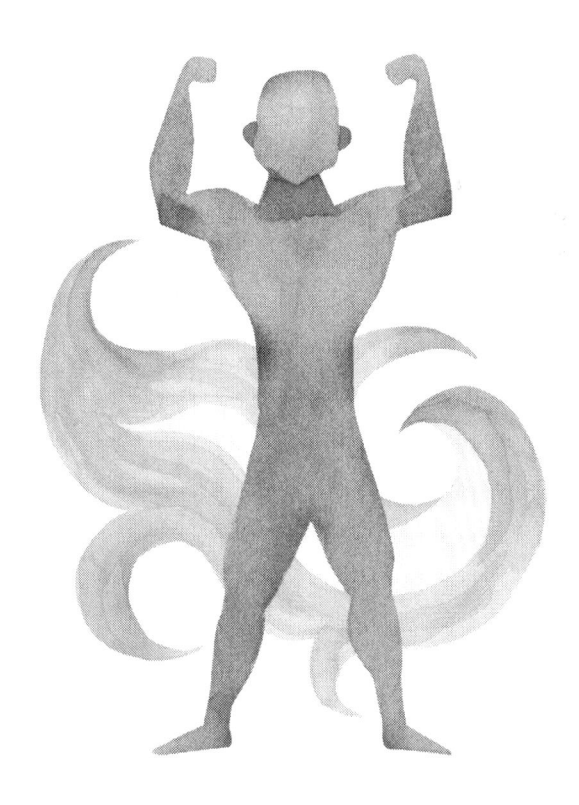

Pitta-Störungen wieder in den Griff bekommen

Wie bereits erwähnt ist Schwitzen für dich ein Zeichen, dass du dich wohlfühlst und zufrieden mit den aktuellen Gegebenheiten bist. Daher ist körperliche Aktivität besonders wichtig für dich. Wirst du aufgrund deines starken Perfektionismus von Zweifeln geplagt, hilft dir Bewegung ebenfalls dabei, diese zu besiegen.

Da Pitta im Zeichen des Feuers steht, solltest du von der übermäßigen Zufuhr weiterer Wärme absehen. Auch wenn Wärme von vielen als wohltuend empfunden wird, ist bei dir das Gegenteil der Fall. Beginne und beende deinen Tag also beispielsweise mit einer kalten Dusche. Auch wenn es am Anfang schwer erscheinen mag, wirst du merken, wie gut es deinem Körper und deinem Geist tut.

Ein weiterer wichtiger Punkt ist die Entspannung. Du stehst dauerhaft unter Strom, möchtest deine Ideen umsetzen und am liebsten ununterbrochen arbeiten, um immer ganz vorn mitzuspielen. Dabei vergisst du allerdings, auf deinen Körper zu hören und entsprechend zu handeln. Auch der Pitta-Typ braucht von Zeit zu Zeit Ruhe und du musst lernen, dir diese Auszeit zu gönnen. Mit Spaziergängen in der Natur, nach Möglichkeit im angenehmen Schatten der Bäume, lässt du nicht nur deine Gedanken ziehen, sondern umgibst dich gleichzeitig mit frischer kühler Luft, die dein übermäßiges Feuer etwas zügelt.

Auch Massagen mit gekühltem Öl erweisen sich als wertvolle Anwendungen, wenn es darum geht, übermäßiges Pitta zu reduzieren. Entspannungs- und Atemübungen helfen dir zudem dabei, ruhiger und länger zu schlafen, sodass dein Körper ausreichend Kraft tanken kann, um deinem produktiven Alltag problemlos standzuhalten.

Die richtige Ernährung

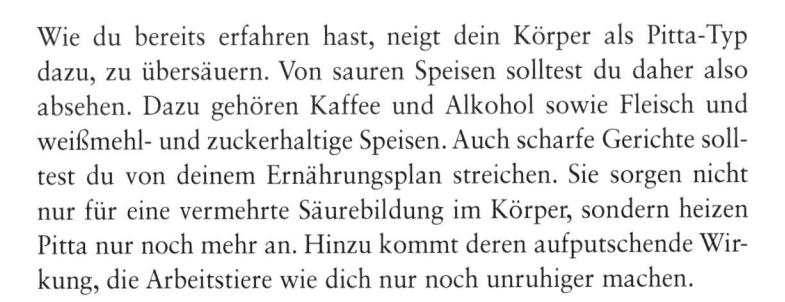

Wie du bereits erfahren hast, neigt dein Körper als Pitta-Typ dazu, zu übersäuern. Von sauren Speisen solltest du daher also absehen. Dazu gehören Kaffee und Alkohol sowie Fleisch und weißmehl- und zuckerhaltige Speisen. Auch scharfe Gerichte solltest du von deinem Ernährungsplan streichen. Sie sorgen nicht nur für eine vermehrte Säurebildung im Körper, sondern heizen Pitta nur noch mehr an. Hinzu kommt deren aufputschende Wirkung, die Arbeitstiere wie dich nur noch unruhiger machen.

Um Pitta im Zaum zu halten, sind kühle Speisen angemessen. Auf deinen Teller gehören beispielsweise Kartoffeln und anderes Wurzelgemüse. Auch Rohkost steht auf dem Speiseplan ganz oben. Zum Würzen kannst du unter anderem Koriander, Kurkuma und Kardamom verwenden. Zudem bietet sich Minze an, die eine erfrischende Wirkung hat.

Steht dir der Sinn nach etwas Süßem, obwohl du auf Zucker verzichten solltest, dann bediene dich der natürlichen Süße, die beispielsweise Obst liefert. Wie wäre es beispielsweise mit etwas gekühlter Melone? Sie enthält zudem viel Flüssigkeit, was uns zum nächsten Punkt bringt: ausreichend kühles Wasser trinken. Damit das Feuer in dir nicht beginnt, dich selbst zu verbrennen, ist eine konstante Wasserzufuhr das A und O.

Da du nahezu dauerhaft hungrig bist und schnell ungemütlich wirst, wenn es nicht schnell etwas zu essen gibt, sollte nicht zu viel Zeit zwischen deinen Mahlzeiten vergehen.

ZUSAMMENFASSUNG

Als Pitta-Typ stehst du dauerhaft unter Strom. Du bist hochmotiviert, steckst voller Energie und möchtest immer wieder über dich selbst hinauswachsen. Das gibst du auch an deine Mitmenschen weiter und bringst sie dazu, das Beste aus sich selbst herauszuholen. Allerdings erscheinst du häufig überkritisch, was dein Umfeld schnell einschüchtert. Du kannst zudem schnell aggressiv werden, solltest du einmal scheitern, und blickst oftmals neidisch auf andere Personen, die dir bereits einen Schritt voraus sind.

Dein Drang zum Perfektionismus treibt dich einerseits immer weiter an, andererseits setzt du dich damit selbst unter enormen Druck. Du musst lernen, deinem Körper Ruhe zu gönnen. Auch wenn du denkst, er benötigt sie nicht, überhörst du schlichtweg dessen Signale. Das Feuer in dir treibt nicht nur dich, sondern auch dein Agni an. Du bist nahezu dauerhaft hungrig und wirst zu einem sehr unliebsamen Zeitgenossen, wenn du nicht bald etwas zu Essen in greifbarer Nähe siehst.

Was du benötigst, ist Kälte und Ruhe. Starte bestenfalls mit einer kalten Dusche in den Tag und beende ihn mit einem Spaziergang durch die kühlen Schatten der Bäume im Park. Außerdem solltest du sicherstellen, dass du regelmäßig etwas zu Essen in die Hände bekommst. Verzichte dabei weitestgehend auf saure und scharfe Zutaten und setze auf Rohkost, Wurzelgemüse und Milchprodukte.

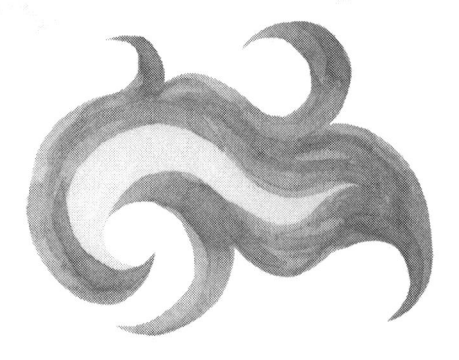

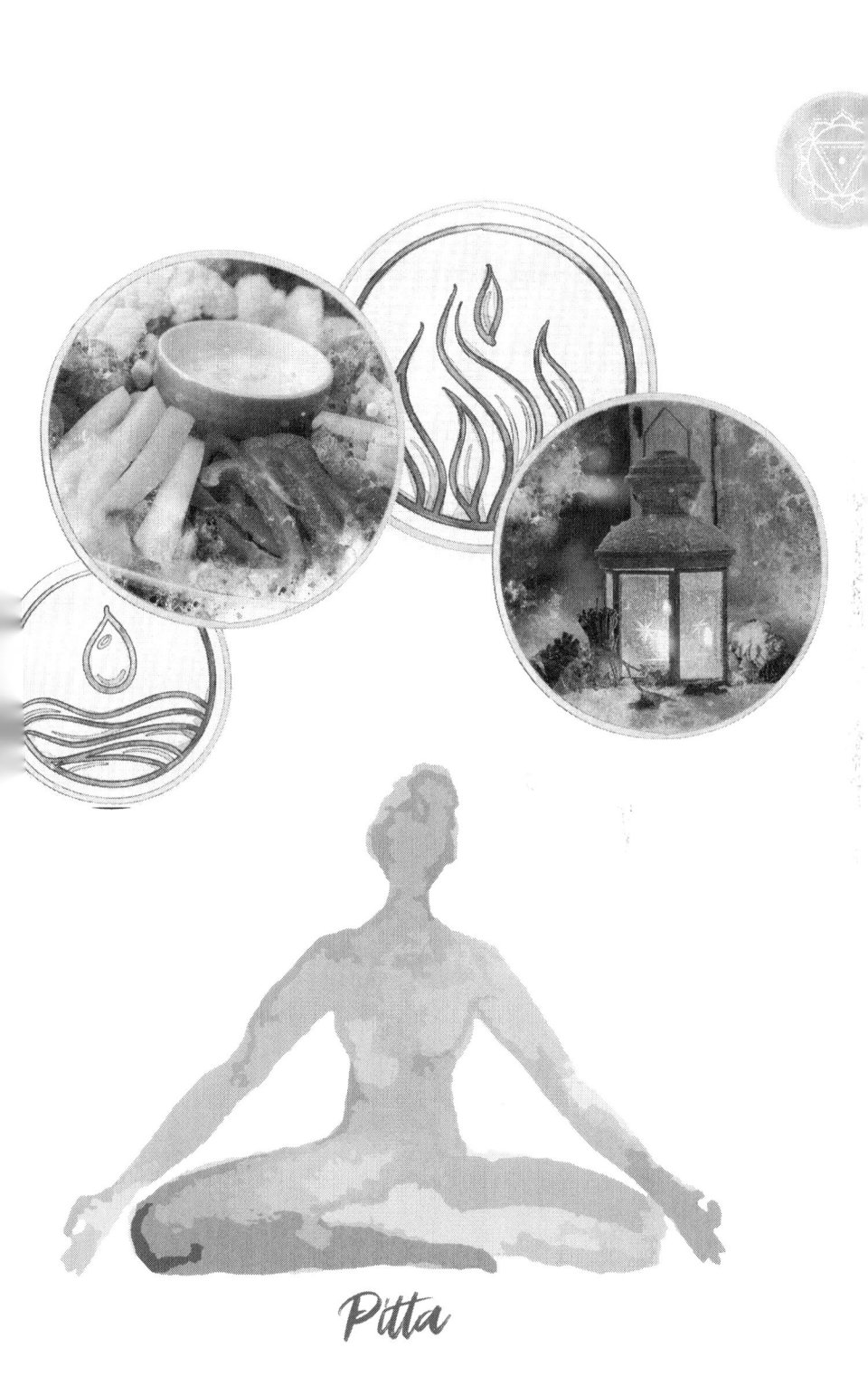

Pitta

KAPHA

Erde und Wasser sind die Elemente, die dein Leben als Kapha-Typ bestimmen. Dieses Dosha hat eine stabilisierende und erhaltende Funktion. Das bedeutet, es gibt deinem Körper seine Form und sorgt dafür, dass alle beteiligten Strukturen zusammenhalten und dein Organismus nicht in sich zusammenbricht. Zu diesen Strukturen zählen nicht nur die festen Gewebe, sondern unter anderem auch das Immunsystem. Kapha stärkt also deine natürlichen Abwehrmechanismen und du kannst dich selbst besser vor Krankheitserregern und anderen negativen Einflüssen schützen.

Aufgrund der Verbindung zum Wasser ist dieses Dosha außerdem für deinen Flüssigkeitshaushalt verantwortlich. Das Element hat ebenfalls Einfluss auf deine Zunge und deinen Gaumen und steht demzufolge in engem Kontakt mit deinem Geschmackssinn. Auch mit deinen Füßen steht das Element Wasser in Verbindung. Das Element Erde hingegen ist für deine Nase und deine Hände verantwortlich. Es beeinflusst somit deinen Geruchs- und Tastsinn.

Betrachten wir die psychischen Aspekte des Doshas Kapha, steht es ganz im Zeichen von Ruhe und Harmonie. Dank ihm bist du in der Lage, inneren Frieden zu finden und dich auch an alltäglichen Dingen zu erfreuen.

Kapha ist im oberen Bereich deines Magens und in deiner Brust ansässig und wird mit den Attributen kalt, fettig, ölig, träge, schwer, weich und süß umschrieben.

AUSSEHEN

Ist Kapha das vorherrschende Dosha, bist du ein sehr heller Hauttyp. Deine Haut ist zwar widerstandsfähig aber dennoch weich. Allerdings wird sie schnell ölig und fettig und fühlt sich meist eher kühl an. Du hast ein vergleichsweise großes, rundes Gesicht, das von vollem, braunen Haar umrandet wird. Es ist gewellt oder lockig und glänzt stets, auch wenn du nicht viel für deren Pflege benutzt. Passend zu deiner Gesichtsform ist auch deine Nase groß und rundlich. Hinzu kommen volle Lippen, hinter denen sich große weiße Zähne verbergen. Sie sind gut in deinem Zahnfleisch verankert und es liegen keinerlei Zahnhälse offen.

Mit deinen Augen ziehst du deine Mitmenschen in den Bann, denn auch sie sind groß und leuchtend und haben eine blaue oder braune Farbe. Lassen wir den Blick weiter nach unten schweifen, sehen wir einen massiven Hals, der in einen kräftigen Körperbau übergeht. Dieser schenkt dir eine große Leistungsfähigkeit. Allerdings neigst du zu Übergewicht, was eine gesunde Lebensweise umso wichtiger macht.

KÖRPERLICHE EIGENHEITEN

Als Kapha-Typ ist dein Agni niedrig. Das bedeutet, du verdaust deine Nahrung nur sehr langsam. Nach einer Mahlzeit fühlst du dich lange Zeit gesättigt und auch dein generelles Hungergefühl hält sich in Grenzen. Nichtsdestotrotz sind Heißhungerattacken dein stetiger Begleiter. Plötzlich kommen Gelüste nach speziellen Lebensmitteln auf und du greifst schnell zu zuckerhaltigen und fettigen Speisen. Aus diesem Grund läufst du Gefahr, rasch zuzunehmen und sogar in die Fettleibigkeit zu rutschen, solltest du diese Attacken nicht in den Griff bekommen.

Geht es um den Schlaf, hast du allerdings keinerlei Probleme. Du findest schnell Ruhe und gleitest sanft in einen langen und tiefen Schlaf, während dem du optimal Kraft für den nächsten Tag sammeln kannst.

Persönlichkeit

Kapha verleiht dir die Gabe, Ruhe zu bewahren und die einfachen Dinge des Lebens zu genießen. Du bist zufrieden mit dem, was du hast und strebst nicht dauerhaft nach Verbesserung. Du weißt dein jetziges Leben zu schätzen und bist dankbar dafür. Doch das bedeutet nicht, dass du dir keine Ziele setzt. Hast du das einmal getan, gibt es für dich kein Halten mehr. Du bist ausdauernd und arbeitest hart, um deine Träume zu erreichen. Aufgeben ist für dich keine Option. Nicht ohne Grund wird Kapha innerhalb der ayurvedischen Lehren als das erfolgsversprechende Dosha beschrieben. Trotz deiner Zielstrebigkeit wirkst du auf deine Mitmenschen häufig schwerfällig und das hat folgenden Grund.

Als Kapha-Typ tust du dich schwer mit Veränderungen. Du verlässt dein gewohntes Umfeld nur ungern und neue Dinge schüchtern dich schnell ein. Du ziehst dich zurück und hältst lieber an Bekanntem fest. Das gibt dir Kraft und Sicherheit, weshalb du dich nur schwer von gewissen Dingen trennen kannst. Doch so häuft sich dein Besitz schnell an und irgendwann wird es dennoch Zeit, etwas loszuwerden. Bevor du allerdings eine Entscheidung triffst, denkst du gründlich darüber nach.

Egal, um was es geht, du benötigst ausreichend Bedenkzeit, um eine wohlüberlegte Entscheidung zu treffen. Du überstürzt nichts und stehst Menschen, die hektisch und spontan handeln, kritisch oder gar misstrauisch gegenüber. Du bevorzugst altbewährte Methoden, denn Neues bringt Unruhe in dein Leben. Deinen gesamten Alltag gestaltest du möglichst ruhig und nach gewohntem Bild. Obwohl du Zeit brauchst, um neue Dinge zu lernen, bleiben sie dir dauerhaft im Gedächtnis und du kannst die dazugewonnenen Informationen jederzeit abrufen.

Kapha macht dich zu einem Familienmensch. Du bist auf beständige Freundschaften und Partnerschaften aus und findest dein Glück in einer großen Familie. Sind deine Kinder gesund und glücklich, geht es auch dir gut. Du verhältst dich nicht nur ihnen, sondern all deinen Mitmenschen gegenüber sehr liebevoll und tolerant. Du steigerst dich nicht in Meinungsverschiedenheiten hinein, kannst verzeihen und bist nicht nachtragend. Dein gesamtes

Wesen ist sehr ausgeglichen, was sich auch in deinen anmutigen Bewegungen zeigt.

Je stärker Kapha in deiner individuellen Dosha-Zusammensetzung ausgeprägt ist, desto unflexibler bist du. Je mehr Bewegung in deinem Leben stattfindet, desto schwieriger ist es für dich, damit zurechtzukommen. Veränderungen sind anstrengend und zehren an deinen Kräften, weshalb du dich zurückziehst. Du isolierst dich immer mehr und sorgst für emotionalen Abstand.

Regelmäßige Rückzugsphasen sind allerdings normal für den Kapha-Typ. Du hast häufig das Bedürfnis, Zeit nur für dich allein zu haben, um all deine Gedanken in Ruhe ordnen zu können. Achte aber darauf, dass sich diese Rückzugsphasen nicht zu einer Depression entwickeln und du immer mehr Abstand von der Realität gewinnst.

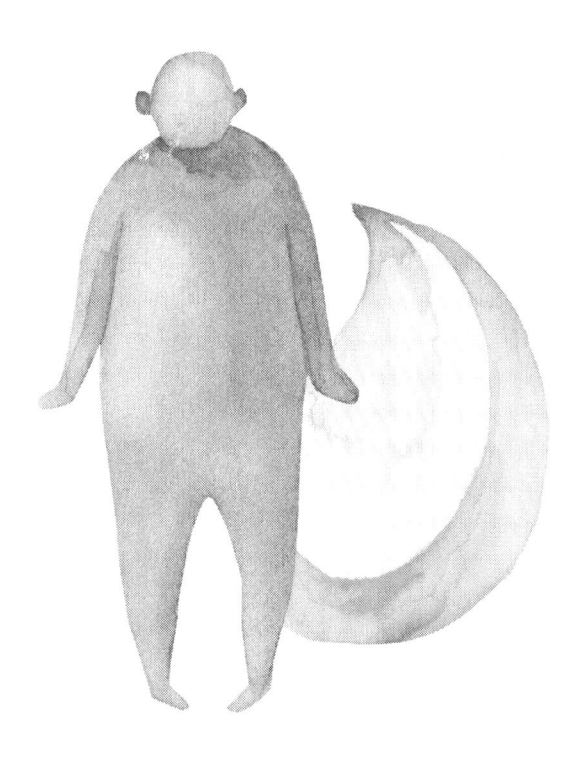

KAPHA-STÖRUNGEN
WIEDER IN DEN GRIFF BEKOMMEN

Hat sich in deinem Körper zu viel Kapha angestaut, benötigst du Stimulation in Form von körperlicher und auch geistiger Betätigung. Gestalte dein Leben aktiver und baue regelmäßige Sporteinheiten in deinen Alltag ein. Mindestens einmal in der Woche sollte eine Runde Joggen, Wandern, Radfahren, Schwimmen oder auch der Gang ins Fitnessstudio auf deinem Plan stehen. Sowohl Ausdauer- als auch Kraftraining bringen dein Kapha wieder in deinen individuellen Optimalzustand. Auch Yogaeinheiten und Saunagänge tun deinem Körper gut.

Stellt die Integration von Sport eine Neuerung in deinem Leben dar, dann suche dir am besten jemanden, mit dem du ihn gemeinsam betreiben kannst. Sieh das Ganze nicht als Zwang an, sondern halte dir stets selbst vor Augen, wofür du dich dieser Veränderung stellst. Nimm dir Zeit, um dich an deinen neuen Alltag zu gewöhnen und gehe den Weg in deinem eigenen Tempo, ohne dich unter Druck setzen zu lassen.

Eine geistige Herausforderung findest du beispielsweise im Lernen neuer Sprachen. Das Beschäftigen mit anderen Ländern und Kulturen aber auch Themen der Psychologie motiviert dich, an deinem Wandel festzuhalten, denn du siehst so immer wieder, was das Leben alles zu bieten hat, wenn du es nur zulässt.

Die richtige Ernährung

Da Agni bei Kapha-Typen recht niedrig ist, gilt es, den Stoffwechsel mittels der richtigen Ernährung anzukurbeln. Warme Gerichte sind besonders bekömmlich und kämpfen gleichzeitig gegen die Kälte, die Kapha ausstrahlt, an. Leichte Schärfe bietet sich ebenfalls an, um den Stoffwechsel wieder in Schwung zu bringen. Würze dein Essen daher beispielsweise mit etwas Pfeffer, Ingwer, Meerrettich oder Senfkörnern. Auch Chili ist in kleinen Mengen möglich, wohingegen du auf Salz soweit wie möglich verzichten solltest.

Gemüse darf bei keiner Mahlzeit fehlen. Greife hierbei auf Sorten mit einer bitteren Note zurück wie Spinat, Artischocken oder Mangold. Idealerweise nimmst du morgens, mittags und abends eine Mahlzeit zu dir, wobei das Abendessen möglichst leicht ausfallen sollte.

Zusammenfassung

Als Kapha-Typ lebst du getreu nach dem Motto: »In der Ruhe liegt die Kraft.« Jede deiner Entscheidungen ist wohl überlegt, denn Veränderung bedeutet für dich Stress. Hast du dir ein Ziel gesetzt, arbeitest du dennoch konzentriert und ausdauernd darauf hin und scheust keine Mühen. In deinem gewohnten Umfeld und umgeben von deiner Familie fühlst du dich am wohlsten.

Du benötigst viel Zeit für dich selbst, in der du deine Gedanken ordnen und Kraft tanken kannst. Dabei läufst du allerdings Gefahr, dich stark zu isolieren und emotional von deinen Mitmenschen abzukapseln. Stelle also sicher, die Kontakte zu deinen Nächsten stets aufrechtzuerhalten, schließlich fühlst du dich in deren Gegenwart am wohlsten.

Um Kapha zu regulieren, benötigst du physische und psychische Beanspruchung. Gehe beispielsweise regelmäßig Laufen und eigne dir eine Fremdsprache an. Da dein Stoffwechsel recht langsam arbeitet, sollten vor allem warme und leicht scharfe Gerichte auf deinem Speiseplan stehen, die gleichzeitig die Kälte, die von Kapha ausgeht, ausgleichen. Gemüse wie Spinat, Artischocken und Chicorée verfeinert mit Pfeffer, Kurkuma oder etwas Chili können regelmäßig Platz auf deinem Teller finden. Als Getränk eignet sich warmer Ingwertee besonders gut.

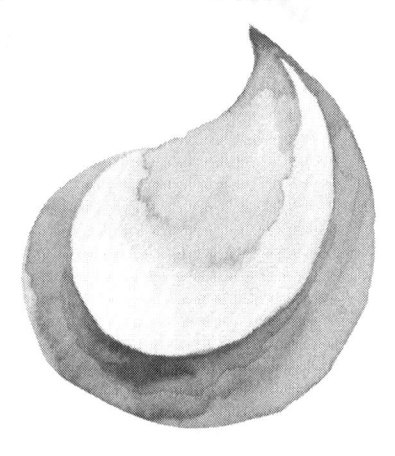

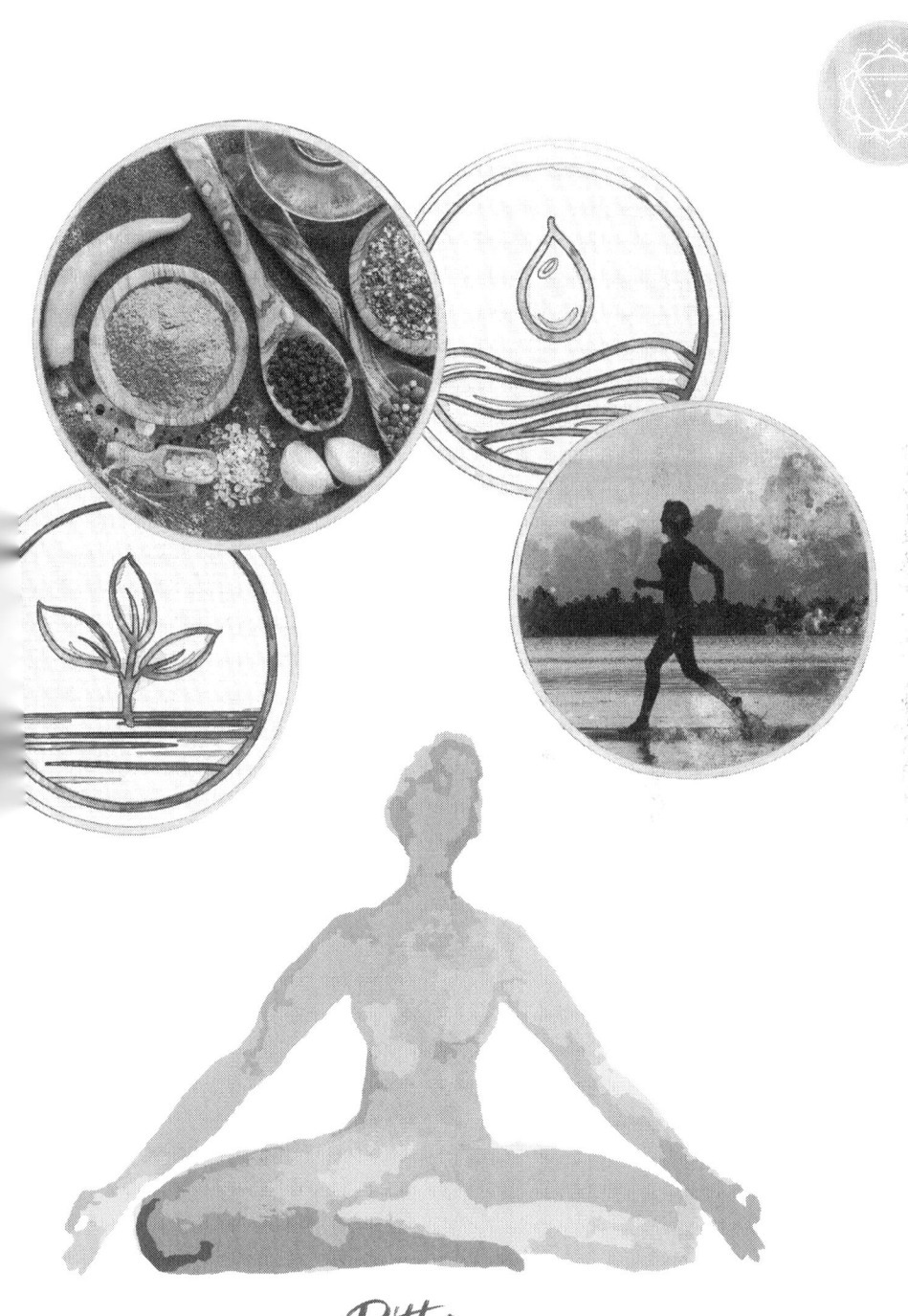

Pitta

Leben nach deinem Dosha-Typ

Hast du herausgefunden, welche Doshas in deinem Organismus dominieren, kannst du einiges über deinen Körper und auch deine Persönlichkeit lernen. Jedes dieser Funktionsprinzipien geht mit gewissen Stärken und Schwächen einher und auch dein Agni ist von deren Konstellation abhängig. Richtest du dein Leben anhand deiner persönlichen Dosha-Zusammensetzung aus, ebnest du dir selbst den Weg zu einem langen und gesunden Leben. Nun gilt es, Möglichkeiten zu finden, wie du die ayurvedische Lebensweise bestmöglich in deinen Alltag integrieren kannst.

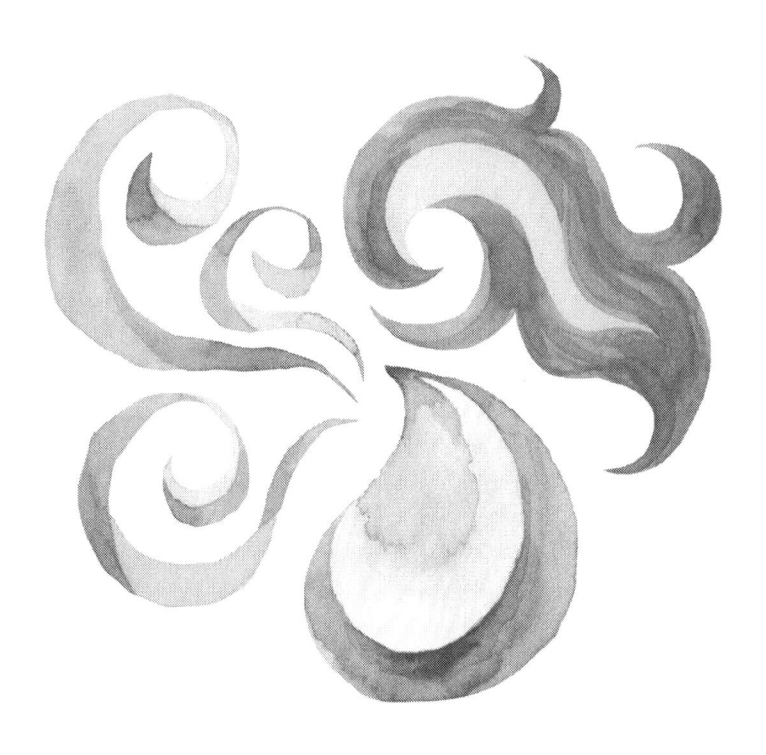

Der ayurvedische Alltag

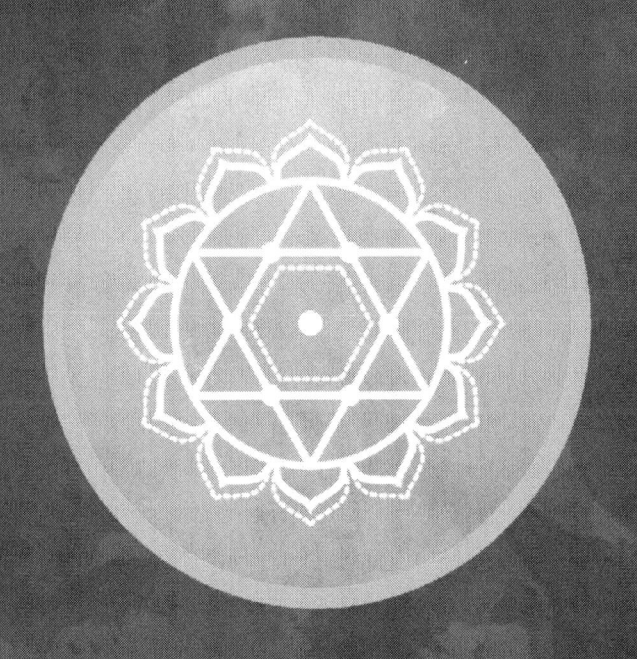

Schon die alten Inder wussten, dass sämtliches Leben einem Rhythmus unterliegt. Das gilt für die Leben des Menschen in Form von **Samsara**, dem Rhythmus des wiederkehrenden Lebens, genauso wie für jede einzelne Existenz. Kein Wunder also, dass sich Ayurveda auch darauf bezieht und lehrt, dass das Wohlergehen des Menschen in einem speziellen Ablauf liegt, der sich jeden Tag auf ein Neues wiederholen soll. Auch hier können wir den Begriff »Samsara« anwenden. Aus dem Sanskrit übersetzt bedeutet er »Wiedergeburt«. Doch das gilt nicht nur nach Ablauf der Lebenszeit, sondern nach jedem einzelnen Tag. Wir sprechen hier quasi von der täglichen Wiedergeburt des körperlichen und geistigen Wohlergehens.

In den **Veden** ist von den sogenannten »drei Säulen des Lebens« die Rede. Sie lauten Nahrung, Schlaf und Energie. Und genau darauf basiert auch der optimale ayurvedische Tagesablauf, denn sie sind essenziell für den Erhalt der Gesundheit und dem Fernhalten von Ama.

Bezüglich der Nahrung ist es besonders wichtig, seinen eigenen Dosha-Typ zu kennen. Welche Faktoren welchen Typ ausmachen, hast du in diesem Ratgeber bereits erfahren. Abhängig davon ist, welche Lebensmittel dir guttun und welche nicht. Einige von ihnen verstärken ein gewisses Dosha, andere wiederum reduzieren es. Das bedeutet, du hast es in Form deiner Nahrungszufuhr selbst in der Hand, ob sich deine Doshas in Balance befinden und dein Wohlergehen somit stabil ist oder nicht.

Damit sich dein Körper ausreichend regenerieren kann, benötigt er erholsamen Schlaf. Auch hier gibt Ayurveda die idealen Zubettgeh- und Aufstehzeiten vor. Den Schlaf benötigst du, um deinen Körper von Giftstoffen zu befreien und all die Eindrücke, die du über den Tag gesammelt hast, in deinem Geist zu ordnen. Du tankst in der Nacht neue Lebensenergie.

Diese Energie wiederum dreht sich laut den vedischen Schriften vorrangig um den Umgang mit der eigenen Sexualität. Generell gilt, auf die Signale des Körpers zu hören und entsprechend zu handeln. Verausgabe dich nicht, sondern gib schenke dir selbst eine Auszeit, wenn dein Körper laut »Stopp« ruft. Ist deine Energie aufgebraucht und du nimmst dir nicht ausreichend Zeit, die

Batterien wieder aufzuladen, läufst du Gefahr, dass sich Ama anstaut und zu Krankheit und Unwohlsein führt. Das gilt sowohl auf physischer als auch auf psychischer Ebene.

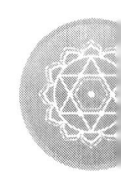

Ayurvedische Verhaltensregeln

Regel Nummer eins ist Achtsamkeit. Nimm dir über den Tag verteilt immer einmal wieder ein paar Minuten Zeit, um in dich zu gehen und in deinen Körper hineinzuhorchen. Lausche seinen Signalen und lass sie nicht im hektischen Alltag untergehen. Dein Körper sagt dir, was er braucht. Es liegt an dir, es ihm zu geben oder dein eigenes Wohlsein zu riskieren.

Laut Ayurveda sind Körper und Geist eng miteinander verbunden. Wohlsein beginnt also im Geist. Ist deine Grundeinstellung zum Leben und all den Dingen, die es für dich bereithält, positiv, wird sich das auch auf deine Gesundheit reflektieren. Schaffe dir ein positives Umfeld, aus dem nicht nur du, sondern alle Angehörigen Kraft schöpfen können.

Wie das funktioniert? Ganz einfach, mit einem Lächeln! Häufig ziert das Gesicht ein teilnahmsloser oder gar grimmiger Ausdruck, ohne dass die Person es bemerkt. Doch wenn du dich aktiv darauf konzentrierst, mit einem Lächeln oder zumindest einem nett drein blickenden Gesichtsausdruck durch das Leben zu gehen, wirst du dein Umfeld ganz anders wahrnehmen. Stecke deine Mitmenschen damit an. Ein Lächeln wirkt einladend und so kommst du vielleicht auch einmal mit Kollegen in ein nettes Gespräch, von denen du bisher dachtest, sie wären keine angenehmen Zeitgenossen. Ein freundliches Lächeln nimmt Berührungsängste und eine völlig neue Grundstimmung entsteht, von der alle Beteiligten profitieren können.

Je öfter ihr vielleicht sogar gemeinsam herzhaft lacht, desto besser. Auch in der westlichen Welt ist es kein Geheimnis, das Lachen Stress reduziert. Erinnern wir uns an frühere Ausführungen dieses Ratgebers, stellen wir fest, dass auch Stress für die übermäßige

Bildung von Ama verantwortlich ist. Eine positive Grundeinstellung trägt also aktiv dazu bei, sowohl geistig als auch körperlich gesund zu bleiben.

Jeder Mensch hat körperliche Bedürfnisse in Form von Husten, Niesen oder auch Wasserlassen und Stuhlgang. Häufig werden diese Bedürfnisse unterdrückt. Wer sich gerade in einem wichtigen Meeting befindet, möchte natürlich nicht stören und versucht daher, das Husten und Niesen zurückzuhalten. Auch hat man nicht immer die Gelegenheit, eine Toilette aufzusuchen. Entweder ist der Zeitpunkt gerade ungünstig und es wäre unhöflich, jetzt für eine Unterbrechung zu sorgen oder es sind gerade schlichtweg keine sanitären Einrichtungen in der Nähe. Doch wann immer es möglich ist, solltest du diesen Bedürfnissen nachgehen. Schließlich sendet dir dein Körper diese Signale nicht ohne Grund.

Der optimale Tagesablauf

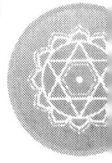

Dein Tag beginnt während der Vata-Zeit. Du stehst mit dem Sonnenaufgang auf, bestenfalls zwischen 5 und 6 Uhr. Versuche dabei, dich immer mehr auf deine innere Uhr zu verlassen. Zu Beginn wirst du dir den Wecker stellen müssen und es wird dich vermutlich etwas Überwindung kosten, jeden Tag so früh aufzustehen. Doch du wirst merken, wie es deinem Körper damit von Mal zu Mal besser geht.

Mit der Zeit wirst du dich daran gewöhnen und du wachst von ganz allein auf. Deine innere Uhr löst deinen Wecker ab, solange du Vertrauen darin hast. Konzentriere dich darauf, wann du geweckt werden möchtest und stelle dir vor deinem inneren Auge eine Uhr.

Nimm dir nach dem Aufwachen Zeit, um deine Gedanken zu ordnen. Versuche, dich so gut es geht an deine Träume zu erinnern und überlege, welche Botschaft vielleicht in ihnen steckt.

Starte deinen Tag mit positiven Gedanken. Überlege dir, was du heute Gutes tun möchtest und fasse dir Vorsätze. Du hattest einen schlechten Traum oder heute steht eine unliebsame Aufgabe auf dem Plan? Nicht immer wachst du mit positiven Gedanken auf. Doch die Frage ist, was du daraus machst. Lege dir eines deiner Lieblingsbücher ans Bett, das dir Kraft schenkt und ein Lächeln ins Gesicht zaubert. Lies nach dem Aufwachen eine Seite darin und ein positiver Start in den Tag wird dir leichter fallen. Oder lege dir ein Bild deiner liebsten auf den Nachttisch und betrachte es nach dem Aufwachen.

Nun ist die körperliche Reinigung an der Reihe. Als natürliches Reinigungsprodukt vermengst du beispielsweise Kichererbsenmehl mit etwas Wasser. Die so entstehende Paste ist nicht nur günstig, sondern reinigt deine Haut sanft wie ein Peeling. Kichererbsen sind ein gern verwendetes natürliches Produkt im Ayurveda und kommen nicht nur beim Essen zum Einsatz. Sie sind sattvisch und gelten somit als reinigend und sorgen für Ausgeglichenheit.

Ist deine Haut sehr trocken, solltest du allerdings lieber von Kichererbsenmehl absehen, denn es erhöht Vata und trocknet deine Haut so nur noch mehr aus. Nutze in diesem Fall einfach nur kaltes Wasser. Die Kälte wirkt belebend und erfrischend. Zudem kannst du eine Nasenspülung anschließen, doch dazu an spätere Stelle mehr.

Weiter geht es mit der Zahnpflege. Gründliches Zähneputzen steht auf dem Plan, genauso wie Zungenschaben und Ölziehen.

Stelle dich nun unter die Dusche. Stell dir bildlich vor, wie das an dir herunterperlende Wasser nicht nur deinen Körper als physisches Objekt betrachtet, sondern auch als Energieträger reinigt.

Hole dir nun ein großes Glas warmes Wasser. Setze dich ans Fenster, lausche dem Zwitschern der Vögel, betrachte den Himmel und trinke es in Ruhe aus. Das regt deinen Stoffwechsel an. Es ist nun 6 Uhr und die Kapha-Zeit beginnt. Sie schenkt dir Kraft. Nutze sie am besten für eine Sporteinheit, Atemübungen oder Yoga.

Jetzt ist es endlich Zeit für das Frühstück. Morgens ist dein Agni noch vergleichsweise schwach, weshalb du auf warme und leicht verdauliche Kost setzen solltest.

Der Kaffee am Morgen gehört für die meisten Menschen einfach dazu. Das Trinken ist fast schon eine Art Ritual, um wach zu werden und gut gelaunt in den Tag zu starten. Doch wenn du deinen Tagesablauf nach den Dosha-Zeiten ausrichtest, hast du diesen Wachmacher gar nicht mehr nötig. Hinzu kommt, dass Kaffee genauso wie schwarzer Tee und andere koffeinhaltigen Getränke dafür sorgen, dass Pitta und Vata zu schnell und zu stark aktiviert werden. Dann ist es mit der Ruhe am Morgen, aus der du Kraft für den Tag schöpfst, schneller vorbei, als dir lieb ist.

Sofern du die Möglichkeit hast, deinen Arbeitsbeginn recht flexibel zu gestalten, dann lege ihn zwischen 8:30 Uhr und 9 Uhr. So hattest du ausreichend Zeit, ausgeglichen in den Tag zu starten und Kraft zu tanken und kannst Aufgaben, die ein besonderes Maß an innerer Ruhe bedürfen, noch erledigen, bevor die Pitta-Zeit beginnt.

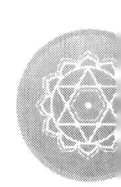

Sie startet um 10 Uhr. Deine Gedanken sind sehr rege und du strotzt nur so vor Kreativität. Erledige nun also alle Aufgaben, die genau das erfordern. Bis zum Mittag hast du dann bereits einen Großteil der Dinge erledigt, die besonderes Vorstellungsvermögen bedürfen und die nicht wie von selbst von der Hand gehen.

Nun ist es Zeit für die schwerste und reichhaltigste Mahlzeit des Tages – das Mittagessen. Dein Agni ist um 12 Uhr auf dessen Höchststand, arbeitet also am effektivsten. Deshalb kannst du deine Nahrung im Moment besonders gut verdauen und solltest daher nun deine Hauptmahlzeit einnehmen.

Nach dem Essen wirst du etwas langsamer, denn dein Körper ist damit beschäftigt, deine Mahlzeit zu verdauen. Daher solltest du die wichtigsten Aufgaben des Tages bereits erledigt haben. Es ist aber immer noch Pitta-Zeit und dieses Dosha schenkt dir weiterhin Kraft, auch wenn du nun eventuell etwas ungeduldig wirst. Erledige die noch übrigen Aufgaben, die besondere Konzentration erfordern am besten bis 14 Uhr. Ab 15 Uhr beginnt dein Körper langsam, herunterzufahren. Nutze den Rest der Pitta-Zeit dann beispielsweise für Meetings oder Telefonate, denn du wirst nun kommunikativ.

Beende deinen Arbeitstag damit, deinen Kopf für den Feierabend frei zu bekommen. Notiere dir alles, was du in nächster Zeit auf keinen Fall vergessen darfst, ergänze neue Termine in deinem Kalender und schreibe dir eine To-do-Liste für den morgigen Tag. So sind deine Gedanken zum Feierabend hin frei und dich plagt nicht dauerhaft das Gefühl, du hättest etwas Wichtiges vergessen. Außerdem startest du so morgen strukturiert in den Tag und kannst direkt loslegen, ohne viel Zeit mit Vorbereitungen und dem Ordnen deiner Gedanken zu verschwenden.

18 Uhr beginnt die Kapha-Zeit und spätestens jetzt machst du Feierabend. Konntest du deine Arbeit schon früher beenden, dann hast du den Rest der Pitta-Zeit hoffentlich genutzt, um wichtige Dinge im privaten Bereich zu regeln oder dich dem Haushalt zu widmen. Die Kapha-Zeit ist nicht mehr für Erledigungen vorgesehen, sondern für Geselligkeit. Verbringe Zeit mit deiner Familie, deinen Freunden oder widme dich deinen Hobbys.

Vergiss dabei allerdings nicht das Abendessen, denn das solltest du nicht zu spät einnehmen. Andernfalls gefährdest du die Qualität deines Schlafes. Der ideale ayurvedische Tagesablauf sieht das Abendessen um 19 Uhr vor. Zwischen der letzten Mahlzeit und deiner Zubettgehzeit sollten mindestens drei Stunden Zeit liegen, sodass du noch genügend Zeit hast, um zu verdauen.

Um vor dem Schlafengehen noch einmal so richtig herunterzufahren und zu entspannen, suche dir ein Abendritual. Dafür bietet sich beispielsweise ein Abendspaziergang sehr gut an. So versorgst du deinen Körper mit ausreichend frischer Luft und kannst den vergangenen Tag Revue passieren lassen. Nimm ruhig deine Liebsten auf diesen Spaziergang mit. Auch ihnen wird er guttun und ihr könnt euch über das heute Erlebte austauschen. Sprich alles an, was dich noch beschäftigt und was dir eventuell den Schlaf rauben könnte.

Zurück zu Hause angekommen nimmst du eine angenehm temperierte Dusche oder ein Bad und lässt dir ausreichend Zeit. Immerhin möchtest du die Entspanntheit, die dir der Spaziergang geschenkt hat, nicht direkt wieder zerstören.

Spätestens 22 Uhr, zu Beginn der Pitta-Zeit, liegst du im Bett. Wenn es die Temperaturen zulassen und der Geräuschpegel in deiner Umgebung annehmbar ist, lass das Fenster im Schlafzimmer offen. Begibst du dich erst nach 22 Uhr ins Bett, wird es dir immer schwerer fallen, einzuschlafen.

Zwischen 22 und 0 Uhr tankst du den erholsamsten Schlaf, denn hier übernimmt Pitta deinen Biorhythmus voll und ganz. Dieses Dosha ist sowohl für die Regeneration deines Köpers als auch deiner Psyche verantwortlich. Dein Stoffwechsel tut seine Arbeit und kümmert sich darum, dich von allen Giftstoffen, den du den Tag über ausgesetzt warst, zu befreien. Dieser Prozess hält bis 2 Uhr an.

Dann ist deine Psyche an der Reihe und deine Traumphase beginnt. Du verarbeitest unzählige Eindrücke und Erinnerungen und je mehr du erlebt hast, desto wirrer können deine Träume werden. Doch auch diese Träume sind wichtig, denn nur so kannst du all die Dinge in deinem Kopf sortieren und einordnen.

Und ein geordneter Geist ist natürlich viel klarer und ausgeglichener als ein Kopf voller wirrer Gedanken.

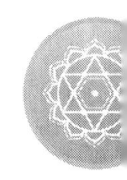

Hinzu kommt, dass dein Körper ab 3 Uhr damit beginnt, sich langsam aber sicher auf das Aufwachen vorzubereiten. Er kurbelt unter anderem die Leberaktivität an und dein Stoffwechsel kommt wieder in Fahrt. Dein Schlaf wird immer leichter, sodass du um 5 Uhr mit etwas Übung von ganz allein sanft erwachst. Kein schriller Wecker reißt dich mehr lieblos aus dem Schlaf und du startest ausgeruht und frohen Mutes in den Tag.

Bis du dich an diesen ayurvedischen Tagesablauf gewohnt hast, benötigst du Zeit. Sah dein Leben bisher völlig anders aus, ist es ganz normal, dass dein Körper nicht von heute auf morgen auf einen ganz anderen Ablauf umschalten kann. Du wirst nicht direkt am zweiten Tag um Punkt 5 Uhr aufwachen und auch das frühe Zubettgehen wird zu Beginn vermutlich nicht immer klappen. Doch gibt den Mut nicht auf und versuche, den ayurvedischen Tagesablauf langsam aber sicher immer weiter in dein Leben zu integrieren. Es wird einige Wochen in Anspruch nehmen, so viel sei vorweg verraten.

Doch umso stolzer wirst du sein, wenn du merkst, dass sich das Durchhalten gelohnt hat. Dein Körper und dein Geist werden es dir danken. Du wirst ausgeglichener, gesünder, entspannter und fitter sein. Eine bessere Motivation gibt es wohl kaum.

Weitere ayurvedische Praktiken

Ölziehen

Ölziehen gehört im Ayurveda fest zur Mundhygiene dazu, wie das Zähneputzen. Hierzulande mag das zunächst erst einmal weniger angenehm klingen, aber wenn du es getestet hast, wirst du merken, wie gut es dir tut.

Beim Ölziehen spülst du deinen Mundraum mit einem zum Verzehr geeigneten Pflanzenöl, um auf diesem Weg Schadstoffe hinauszubefördern. Das Öl zieht diese quasi aus deinem Mundraum heraus.

Bereits in der Charaka Samhita ist von dieser Methode die Rede und wird dort Kavala Graha bzw. Kavala Gandoosha genannt. Die Aufzeichnungen beschreiben das Ölziehen mithilfe von Sesamöl, das über 30 Krankheiten heilen kann.

In erster Linie reinigst du mit dem Ölziehen deine Mundflora. Du befreist deinen Mundraum von Bakterien und beugst so unter anderem Zahnbelag, Karies, Mundgeruch und auch Zahnfleischbluten vor. Doch das Ölziehen kann noch viel mehr. Es entgiftet deinen gesamten Organismus. Über deine Mundschleimhäute zieht das Öl Giftstoffe aus deinem Körper heraus und regt gleichzeitig die Aktivität der Speicheldrüsen an. Diese wiederum leisten ebenfalls einen wichtigen Beitrag beim Abtransport von Schadstoffen. Aber wie genau funktioniert das eigentlich?

Das Öl hat eine anregende Wirkung auf deine Mundschleimhäute. Giftstoffe werden über sie abgesondert, die das Öl bindet. Sobald du es ausspuckst, wirfst du damit auch die darin gefangenen Schadstoffe aus. Ölziehen bringt den Vorteil mit sich, dass es auch tief in die Zahnzwischenräume gelangt und dort für Sauberkeit sorgt. Damit stellt es eine wertvolle Ergänzung zum Zähneputzen dar.

Theoretisch kannst du zum Ölziehen jedes pflanzliche Öl benutzen, das du auch in der Küche verwendest. Wichtig ist, dass es kalt gepresst und frei von Zusatzstoffen ist. Es sollte so unbehandelt wie möglich sein, sodass dein Körper nur Vorteile daraus zieht.

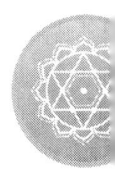

Traditionell beschreibt Charaka Samhita die Durchführung mit Sesamöl. Sesam ist in Indien als Wildpflanze ansässig und wurde nachweislich bereits im 3. Jahrtausend v. Chr. angebaut. Die Samen enthalten unter anderem Kalzium, das zum Erhalt der Zähne und der Knochen beiträgt. Zudem weisen sie Sesamol – ein starkes Antioxidans – auf.

Auch Kokosöl wird gern verwendet, denn im Vergleich zu anderen Sorten hat es einen recht angenehmen, an Urlaub in den Tropen erinnernden Geschmack. Zudem ist es bekannt für seine antibakteriellen und entzündungshemmenden Eigenschaften.

Entscheidest du dich für Leinöl, entfalten die zahlreichen ungesättigten Fettsäuren ihre entzündungshemmende Wirkung in deinem Mund. Allerdings empfinden die meisten dessen Geschmack als weniger angenehm. Möchtest du trotzdem nicht auf den Effekt des Leinöls verzichten, kannst du es zu gleichen Teilen mit einem anderen Öl mischen.

Hast du dich für ein Öl entschieden, kann es losgehen. Wichtig ist, dass du das Ölziehen auf nüchternen Magen durchführst. Nimm nun zwei Teelöffel des Öls unverdünnt in deinen Mund. Hast du dich für Kokosöl entschieden, musst du erst einmal kurz warten, bis es sich mithilfe deiner Körperwärme verflüssigt hat.

Nun gehst du vor, wie bei einer Mundspülung. Bewege das Öl in deinem Mund hin und her, ziehe es durch deine Zahnzwischenräume und stelle dir vor, du könntest darauf herumkauen. Pass dabei allerdings auf, dass du es nicht hinterschluckst. Das Ganze machst du für etwa 20 Minuten. Ist dir das für den Anfang zu lang, dann beginne erst einmal mit fünf Minuten und steigere dich von Mal zu Mal. Je öfter du diese Anwendung durchgeführt hast, desto leichter wird es dir fallen, länger durchzuhalten.

Nach Ablauf der Zeit spuckst du das Öl wieder aus. Wundere dich dabei nicht über die veränderte Farbe. Das Öl ist nun milchig und eventuell etwas dunkler. Das liegt zum einen daran, dass dein Speichel die im Öl enthaltenen Fette aufgespaltet hat, andererseits daran, dass nun zahlreiche Giftstoffe darin enthalten sind. Spucke so viel wie möglich aus und spüle im Anschluss mit klarem Wasser nach, damit keinerlei Rückstände in deinem Mund bleiben, die du später schluckst. So würden die im Öl gebundenen Giftstoffe auf direktem Wege wieder in deinen Organismus gelangen.

Nasenspülung

Die ayurvedische Nasenspülung, auch Neti genannt, gibt es in vielen verschiedenen Ausführungen. Diese Anwendung befreit nicht nur deine Nasengänge, sondern sorgt auch für Klarheit in deinem Kopf.

Ist dein persönlicher Kapha-Anteil erhöht, kann das zu Verschleimungen in den Nasengängen führen. Dieser Schleim siedelt sich dann vor allem in der Brust und im Kopf an, denn dort ist Kapha ansässig. Dank der ayurvedischen Nasenspülung befreist du dich davon und kannst nicht nur wieder besser atmen, sondern auch klarer denken.

In der Regel wird Neti mit Wasser durchgeführt, allerdings gibt es noch zahlreiche weitere Möglichkeiten, wie beispielsweise mit Milch, Ghee oder gar einem Baumwollfaden. Doch letzteres ist nichts für zartbesaitete Personen und sollte keinesfalls allein durchgeführt werden. Möchtest du Sutra Neti dennoch ausprobieren, dann wende dich an einen Profi.

Bei dieser Nasenspülung führt man einen gewachsten Baumwollfaden in eines deiner Nasenlöcher ein und zieht ihn durch den Mund wieder heraus. Der Faden wird nun sanft hin und her bewegt. In deiner Nase befinden sich Reflexzonen, die dadurch stimuliert werden und Atemproblemen wird entgegengewirkt.

Für Einsteiger eignet sich dann aber doch eher die weniger unangenehme Jala Neti. Hierbei spülst du deine Nasengänge mit Salzwasser. Dabei kommt ein sogenanntes Neti-Kännchen zum

Einsatz, das optisch an eine geschlossene Sauciere oder eine flache und schmale Teekanne erinnert. Sie ist mit einem Schnabel versehen, dank dem du das darin enthaltene isotonische Salzwasser in eines deiner Nasenlöcher gießen kannst. Es fließt über deinen Mund wieder heraus und spült die Gänge somit gründlich durch. Allerdings ist auch hier wieder etwas Übung gefragt.

Alles, was du für die Salzlösung benötigst, hast du vermutlich bereits zu Hause, denn du brauchst tatsächlich nur 500 ml warmes Wasser und einen Teelöffel jodfreies Salz. All das füllst du in dein Neti-Kännchen, das du in der Apotheke oder im Reformhaus besorgt hast. Hat sich das Salz vollständig aufgelöst, kann es losgehen.

Gehe dazu ins Badezimmer und lehne dich über das Waschbecken. Halte deinen Kopf leicht schräg darüber und führe den Schnabel deines Neti-Kännchens in das erste Nasenloch. Gieße vorsichtig Wasser hinein und konzentriere dich darauf, es nicht wieder heraus zu schnauben. Lasse es durch deine Nasengänge hinunter in deinen Mund fließen. Das bedarf etwas Übung und zu Beginn auch Überwindung, aber du wirst den Dreh schnell heraus haben.

Öffne deinen Mund leicht, sodass das Wasser hinausfließen kann. Atme während der gesamten Anwendung entspannt durch den Mund. Macht sich ein brennendes Gefühl in deinen Nasengängen breit, dann unterbreche die Anwendung. In diesem Fall hast du vermutlich zu kaltes Wasser oder zu viel Salz benutzt.

Hast du etwa die Hälfte des Salzwassers aufgebraucht, wiederholst du den Vorgang auf der anderen Seite. Im Anschluss schnäuzt du noch einmal gründlich, um sicherzustellen, dass keine Wasserreste zurückbleiben und deine erste Jala Neti ist vollbracht.

Es ist möglich, dass sich deine Schleimhäute zu Beginn erst einmal etwas trocken anfühlen, denn auch sie müssen sich erst an diese Anwendung gewöhnen. Trage dann einfach etwas Ghee zur Beruhigung auf.

Egal für welche Methode der Nasenspülung du dich entscheidest, allesamt bewirken eine sanfte Reinigung der Nasengänge und das auf einem ganz natürlichen Weg. Schleim löst sich und du kannst endlich wieder frei atmen. Gleichzeitig befreist du dich von Giftstoffen, die deinen Körper belasten. Wer frei atmen kann, kann auch frei denken. Dein Geist kann sich entfalten, du wirst kreativer und kannst dich leichter konzentrieren.

Außerdem stimuliert Neti dein Stirnchakra. Dein Bewusstsein wird geschärft, Ängste lösen sich und du wirst entspannter. Plagen dich beispielsweise häufig stressbedingte Kopfschmerzen, kann dir genau das helfen. Du kannst wieder auf deine Intuition vertrauen und auch in schwierigen Situationen klare Gedanken fassen.

Das erste, woran du bei einer Nasendusche denkst, ist wahrscheinlich weniger das Bewusstsein, sondern vielmehr die Gesundheit der Atemwege und das ist genau richtig. Vor allem Jala Neti erweist sich als positive Methode, um Linderung bei Erkältungen oder Atemwegserkrankungen wie Asthma zu erfahren. Auch bei Heuschnupfen kann sie Abhilfe schaffen, denn damit spülst du Staub und Pollen schlichtweg aus deiner Nase heraus und das nervige Dauerkribbeln gehört der Vergangenheit an.

Kräuterbad

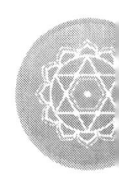

In Indien hat das Baden eine weitaus tiefgründigere Bedeutung als hierzulande. Denken wir beispielsweise an die rituellen Bäder im heiligen Fluss Ganges, sehen wir, dass dabei weniger der Körper, sondern vielmehr der Geist gereinigt werden soll. Die ayurvedischen Kräuterbäder vereinen körperliche und mentale Reinigung. Damit der Geist gesäubert werden kann, muss auch die Haut rein sein. Daher ist ein tägliches Bad oder eine Dusche zum Zwecke der Körperpflege wichtig.

Ayurveda teilt die Bäder in zwei Kategorien ein: interne und externe Bäder. Die internen Bäder reinigen das Gedankengut, schenken dir neue Lebensenergie und helfen dir dabei, deine spirituelle Wahrnehmung zu intensivieren. Die externen Bäder hingegen widmen sich dem Körper an sich, reinigen ihn und befreien ihn von Giftstoffen.

Damit das Bad seine volle Wirkung entfalten kann, massierst du vorher Öl in deine Haut ein, um deine Srotas zu öffnen. Dabei handelt es sich um feine Kanäle, die den Austausch von Stoffen erlauben. Der Weg für die Giftstoffe aus deinem Körper hinaus ist damit frei. Das anschließende ayurvedische Bad setzt den Prozess der Entgiftung schließlich in Kraft.

Hat sich der Anteil deines Vata-Doshas erhöht, dann nimm ein warmes Bad, vorzugsweise am Abend. Du brauchst Entspannung und Entschleunigung. Vata lässt dich rastlos und sehr wechselhaft werden. Umso wichtiger ist es in dem Fall, vor dem Zubettgehen herunterzufahren, um in einen erholsamen Schlaf gleiten zu können. Dafür bietet sich beispielsweise ein Kräuterbad mit Kamillenblüten, Sandelholz, Rosenblättern und Baldrian sehr gut an.

Lasse zwei Tassen der Kräuter in drei Liter heißem Wasser für etwa 30 Minuten ziehen. Siebe die Kräuter heraus und gib die Flüssigkeit in dein Badewasser. Doch werfe die Kräuter im Anschluss nicht weg, sondern fülle sie in ein kleines Baumwollsäckchen. Damit kannst du dich während des Bades einreiben, um die wertvollen Inhaltsstoffe noch besser über die Haut aufnehmen zu können. Um diese gleichzeitig noch etwas zu pflegen, kannst du noch ein paar Esslöffel pflanzliches Öl hinzugeben.

Ein erhöhtes Pitta-Dosha behandelst du mit mäßig warmen Bädern. Pitta verkörpert das Element Feuer, weshalb es nicht noch weiter angeheizt werden sollte. Du benötigst sowohl Kräuter, die einen kühlenden Effekt haben, als auch Exemplare, die dein dynamisches Gemüt beruhigen. Dafür ist eine Mischung aus Minze, Zitronengras, Kamille und Lavendel bestens geeignet. Nimm auch hier wieder zwei Tassen der Kräuter und lasse sie erst einmal in heißem Wasser ziehen, bevor du alles in dein Badewasser gibst.

Auch Kuhmilch kannst du hineingeben. Milch gilt im Ayurveda als stärkend und lebensverlängernd. Doch damit ist nicht die Milch, die du im Supermarkt erhältst, gemeint. Im Idealfall stammt sie von artgerecht gehaltenen Kühen, die abends gemolken wurden. Je weniger Bewegung die Kuh hatte, desto kaphabelasteter ist die Milch. Doch ein Produkt dieser Art zu erhalten, ist nicht so einfach. Greife daher am besten auf Rohmilch in Bioqualität, die in dunklen Glasflaschen abgefüllt wurde.

Ist dein Kapha erhöht, sind Kräuterbäder nicht immer die beste Wahl. Von Zeit zu Zeit ist es durchaus hilfreich, doch trockene Anwendungen tun dir besonders gut, denn dieses Dosha wird vom Element Wasser bestimmt. Mit zu vielen Bädern würdest du Kapha also nur noch weiter in die Höhe treiben.

Da Kapha dir sehr viel Ruhe schenkt, manchmal vielleicht sogar zu viel, sind belebende Kräuter das richtige für dich. Rosmarin, Salbei und die Blätter der immergrünen Niem Baums eignen sich sowohl für gelegentliche Bäder als auch zum Einreiben während alternativen Saunagängen oder auch für verschiedene Aromatherapien.

Kräuterstempelmassage

Die Pinda Sveda Massage, auch Kräuterstempelmassage genannt, gilt als universelle ayurvedische Anwendung zur Linderung verschiedenste Beschwerden. Um den Pinda, also den Kräuterstempel, herzustellen, benötigst du einen etwa faustgroßen Stoffbeutel, den du mit diversen Kräutern, Samen, Wurzeln oder auch Pulver füllt. Auch Getreide, Reis und Milch kommen gelegentlich zum Einsatz.

Knotest du den prall gefüllten Beutel zusammen, erhältst du eine Art Stempel, den du im Anschluss erhitzt. In den meisten Fällen werden dafür Kräuteröle verwendet, die auf die individuellen Beschwerden abgestimmt worden sind. In kreisenden Bewegungen wird mit dem Pinda über deinen gesamten Körper oder die Region gestrichen, aus der die Beschwerden hervorgehen.

Im Idealfall ging eine Massage von Hand voraus, denn so ist dein Köper zu Beginn er Kräuterstempelmassage bereits entspannt und bestens darauf vorbereitet, die wohltuenden Wirkstoffe der Kräuter aufzunehmen.

Die Behandlung mit dem Pinda sorgt dafür, dass dein Sveda erhöht wird. Das bedeutet, deine Haut kann Giftstoffe wieder besser ausscheiden und positive Wirkstoffe von außen in höherer Konzentration aufzunehmen. Dafür sorgt allein schon die Wärme, die der Pinda auf deine Haut überträgt. Ziel ist es, dich zum Schwitzen zu bringen. So werden deine Durchblutung und damit auch deine Fähigkeit, Stoffe aufzunehmen und abzutransportieren, angeregt. Außerdem intensiviert sie die Wirksamkeit der enthaltenen Pflanzenteile.

Die angenehme Wärme des Kräuterstempels wirkt sich nicht nur positiv auf deinen Körper, sondern auch auf deinen Geist aus. Sie schenkt dir Entspannung auf allen Ebenen. Pinda Sveta hilft dir dabei, besser mit Stress umzugehen, löst Ängste und schenkt dir einen ruhigen und kraftspendenden Schlaf.

Die Kräuterstempelmassage ist eine sehr vielseitige Anwendung, denn der Pinda kann mit verschiedensten Pflanzenteilen gefüllt werden. Somit kannst du dessen Inhalt individuell auf deine Beschwerden und deine persönliche Dosha-Konstellation abstimmen. Bezüglich der Kräuter kannst du dich an den vorausgegangenen Empfehlungen für das Kräuterbad orientieren.

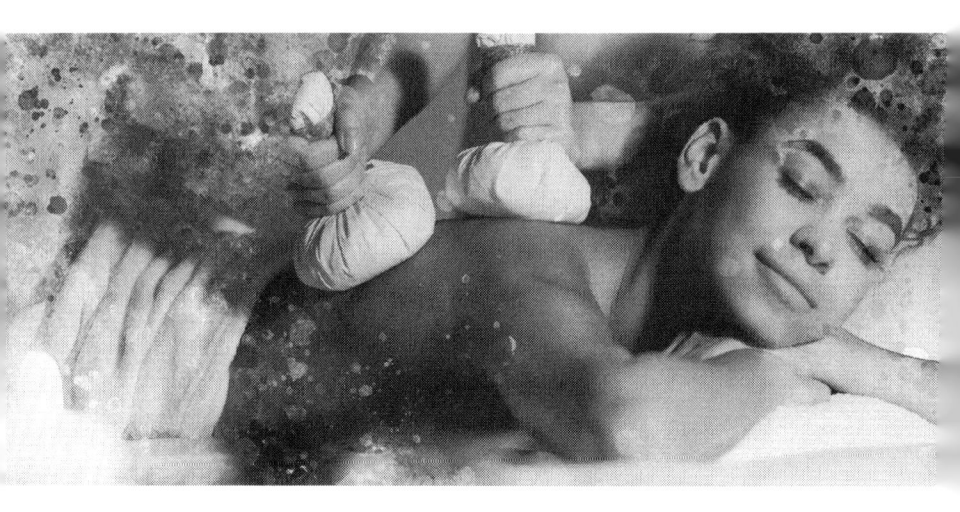

Stirn-Ölguss

Beim Stirn-Ölguss geschieht genau das, was du dir vermutlich gerade vorstellst: Öl wird langsam über deine Stirn gegossen. Aber warum ausgerechnet über die Stirn? Dort befindet sich das sechste Chakra, das sogenannte dritte Auge, und wird somit direkt stimuliert. Es hilft dir dabei, die Dinge reflektiert zu betrachten und alles im Einzelnen, aber auch als das große Ganze betrachten zu können. Die Verbindung zu deinem eigenen Inneren wird gestärkt und die Kommunikation zwischen Körper und Geist wird intensiviert. Das Stirnchakra ist sehr schwierig zu öffnen, doch dank des Stirn-Ölgusses kann es auch dir gelingen.

Aufgrund der starken Verbindung zu deinem Geist, findet dieser Ölguss häufig Anwendung, wenn es darum geht, Stress zu reduzieren, die Qualität des Schlafes zu erhöhen oder häufig auftretende Kopfschmerzen zu mildern. Der Shirodhara widmet sich beiden Gehirnhälften und bringt sie in Einklang. Dein rationales Denkvermögen und deine emotionale Intelligenz werden in Einklang gebracht und du verspürst geistige Klarheit.

Bevor du mit der Anwendung beginnst, musst du ein paar Sicherheitsvorkehrungen treffen. Das Öl soll weder in deine Augen, noch in deine Ohren laufen, also gilt es, sie beispielsweise mit Wattepads zu schützen. Für einen besonders wohltuenden Effekt kannst du sie in Rosenwasser tränken.

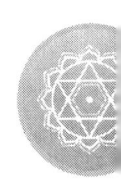

Nun geht es an das Öl selbst. In der Regel wird hierfür Sesam- oder auch Kokosöl verwendet. Nutze, wie bei den anderen bereits erläuterten Anwendungen auch, möglichst unbehandeltes Pflanzenöl und reichere es mit Kräutern, die deiner persönlichen Dosha-Konstellation guttun, an. Gieße es anschließend in ein Dhara-Gefäß. Es erinnert an eine Art kleinen Kessel, der in der Regel von Hand gefertigt und mit Gravuren verziert wurde, und an einer Kette in der Hand gehalten wird. Daran ist Baumwollgarn befestigt, an dem das Öl auf deine Stirn herunterfließt.

Der Abstand zwischen deinem Gesicht und dem Garn sollte in etwa 10 cm betragen. Während das Öl auf dich heruntertropft, wird das Dhara-Gefäß kreisförmig hin und her bewegt. Das Gefühl des fließenden Öls auf deiner Stirn, ruft eine tiefe geistige Entspannung hervor und du baust schnell eine Verbindung zu deinem Inneren auf.

Die Anwendung selbst dauert 20 bis 30 Minuten. Es schließt sich eine Ruhephase an, in der du all die Gedankengänge, die deinen Kopf währenddessen durchlaufen haben, erst einmal ordnen kannst. Zum Schluss wird das Öl sanft von deiner Stirn gewaschen.

Traust du dich noch nicht, diese Anwendung alleine durchzuführen und hast Angst, falsche Punkte zu stimulieren, dann kannst du erst einmal mit einer herkömmlichen Stirnmassage beginnen. Träufle dafür etwas Öl auf deine Finger und beginne, deine Stirn in behutsamen kreisenden Bewegungen zu massieren.

Wie wird richtig meditiert?

Einfach mal entspannen – das ist im stressigen Arbeitsalltag häufig gar nicht so einfach. Dabei ist auch das mentale Wohlbefinden von enormer Wichtigkeit, wenn es darum geht, ganzheitlich gesund zu bleiben. Genau deshalb wird der Meditation innerhalb der ayurvedischen Lehren ein sehr hoher Stellenwert zugesprochen. Sie ermöglicht es dir, sich eine gezielte Auszeit zu nehmen und tief in dich selbst hineinzuhorchen. Doch Meditation ist nicht gleich Meditation. Es gibt unzählige Varianten, sodass du die Möglichkeit hast, dir die Form auszuwählen, die dir am meisten zusagt. Probiere immer wieder neue Varianten aus, um für Abwechslung zu sorgen und dich immer weiter zu steigern.

Die Meditation ist in zahlreichen Kulturen verbreitet doch hat im Ayurveda ihre Wurzeln. Hier erfüllt sie vor allem eine bewusstseinserweiternde Funktion. Ziel ist es, sich von all den Gedanken, die dich belasten, zu lösen und Stille im Geist einkehren zu lassen. Du befreist dich von all dem Ballast und besonders geübte Meditierende können eine ganz neue Stufe der Spiritualität erleben, die über das Irdische hinausgeht.

Es gibt zwei grundlegende Arten, in die eine Meditation eingeteilt werden kann: die aktive und die passive Ausübung. Die passive Meditation ist hierzulande wohl die bekannteste Form, in der ruhig dagesessen und nicht geredet wird. Doch nicht jedem fällt es leicht, über einen längeren Zeitraum einfach nur dazusitzen und keinen Ton von sich zu geben. Für diese Personen bieten sich aktive Meditationen an, die mit Bewegungen und beispielsweise dem Aussprechen von Mantas verbunden sind.

Dass sich das Meditieren positiv auf die Gesundheit auswirkt, ergibt sich nicht nur aus den ayurvedischen Schriften, sondern konnte bereits dank zahlreicher Studien belegt werden. Es beeinflusst die Hirnstruktur und macht dich unter anderem stressresistenter. Du bist entspannter und ausgeglichener und stellst dich den Aufgaben des Tages voller Tatendrang anstatt voller Zweifel. Du kannst dich besser konzentrieren und auch dein Gedächtnis wird sich verbessern.

Die Ausgeglichenheit, die dir die regelmäßige Meditation schenkt, wirkt sich zudem positiv auf dein Schlafverhalten aus. Du gleitest schneller in den Schlaf und kannst dich in der Nacht besser erholen. Allein schon der Gedanke daran, am nächsten Morgen fit und ausgeschlafen aufzustehen, sorgt doch schon für eine positive mentale Einstellung, oder nicht? Leidest du unter häufig auftretenden Kopfschmerzen oder gar Migräne, kann das Meditieren ebenfalls Linderung verschaffen.

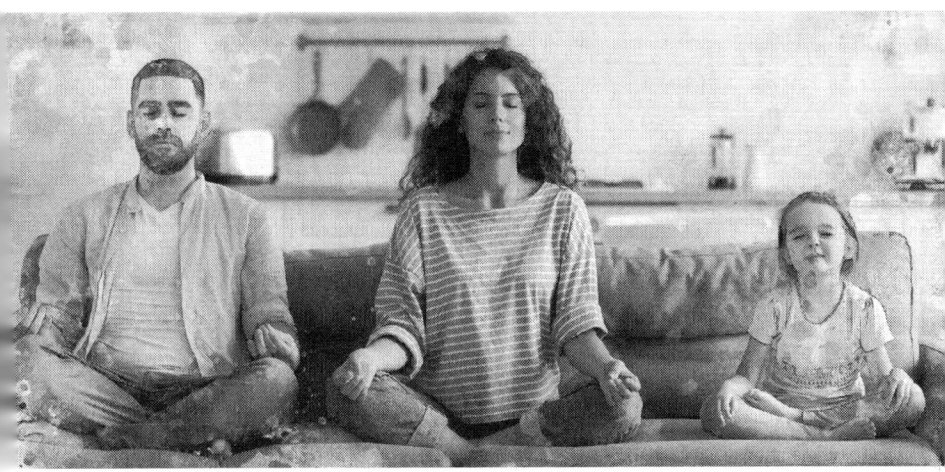

Ein großer Vorteil, abgesehen vom gesundheitlichen Aspekt natürlich, ist, dass du für eine Meditation nicht zwangsläufig Hilfsmittel benötigst. Es gibt zwar zahlreiches Zubehör wie spezielle Meditationsbänke oder –kissen, die es dir erleichtern, länger in Position zu bleiben, oder auch Klangschalen und Meditations-CDs, doch all das ist im Grunde nicht notwendig. Alles, was du brauchst, ist Zeit und ein ruhiges Plätzchen, an dem dich niemand stört. Hast du als Anfänger allerdings starke Probleme beim Einstieg, weil du beispielsweise unter starkem Stress stehst und einfach nicht herunterfahren kannst, kann gewisses Zubehör dennoch äußerst hilfreich sein.

Tipps für den Einstieg

Egal, für welche Art der Meditation du dich entscheidest, am wichtigsten ist, dass du dich selbst nicht unter Druck setzt. Meditieren klingt leicht und sieht vielleicht auch einfach aus, aber es bedarf einer gewissen Übung. Niemand ist nach dem ersten Versuch bereits ein Profi. In der Regel benötigt es mehrere Anläufe, um sich so weit entspannen zu können, dass tatsächlich ein meditativer Zustand erreicht wird.

Häufig wird angenommen, dass Gedanken während einer Meditation verboten sind und der Kopf völlig leer sein muss. An diesen Punkt gelangen allerdings nur sehr erfahrene Meditierende. Einen Moment lang komplett mit dem Denken aufzuhören, muss auch gar nicht dein Ziel sein. Es geht vielmehr um Entschleunigung, also das Verlangsamen der Gedankengänge und auch um das Loslassen von Negativem.

Führe die Meditation an einem Ort durch, an dem du dich so richtig wohlfühlst und an dem dich niemand stört. Sage deinen Liebsten Bescheid, dass du jetzt einen Moment für dich brauchst und bitte sie, dir diese Auszeit zu gönnen.

Den gewünschten Zustand erreichst du allerdings nicht von jetzt auf gleich. Nimm dir Zeit, herunterzufahren und dich zu sammeln. Hast du Probleme damit, dich zu entspannen, können beruhigende Musik, das Anzünden deiner Lieblingsduftkerze oder angenehme Räucherstäbchen helfen. Ziehe dir außerdem etwas Gemütliches an, sodass dich kein unangenehmes Zwicken ablenkt. Schlüpfe beispielsweise in eine bequeme Leggins oder Jogginghose.

Entscheidest du dich für eine passive Meditation, musst du nicht unbedingt im Schneidersitz sitzen. Ist diese Position unbequem für dich und du kannst nicht lang darin verharren, dann variiere etwas. Zu Beginn ist die Position jedoch zweitrangig. Erst einmal ist wichtig, dass du dich wirklich entspannen kannst.

Etwa 20 bis 30 Minuten täglich zu meditieren, sofern du es zeitlich einrichten kannst, ist ideal. Doch aller Anfang ist schwer. Zwinge dich nicht, wenn du es zu Beginn einfach nicht so lange aushältst. Starte mit 5 bis 10 Minuten und steigere dich immer weiter. Nicht verzagen, es ist noch kein Meditationsmeister vom Himmel gefallen.

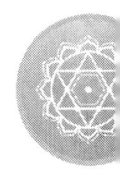

Zum Glück gibt es zahlreiche Meditationsarten, sodass du dich ausprobieren kannst, um die Methode zu finden, mit der du dich am wohlsten fühlst. Ein paar Vertreter lernst du nun kennen.

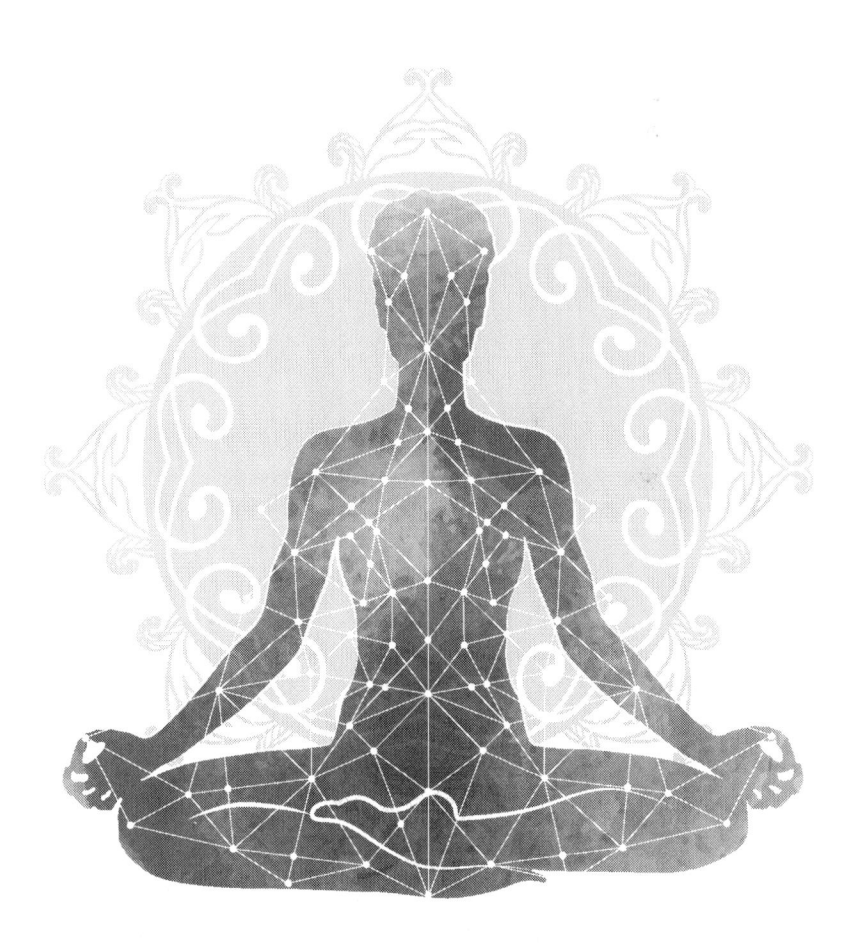

Die Mantra Meditation

Wenn du an Meditation denkst, schießt dir vermutlich sofort das Bild eines graubärtigen Inders in den Kopf, der im Schneidersitz dasitzt, die Augen geschlossen hält, um »Om« vor sich hermurmelt. Das, was du dir da gerade vorstellst, ist die sogenannte Mantra Meditation. Sie eignet sich besonders für Neueinsteiger, die noch lernen müssen, ihre Gedanken zu beruhigen und sich voll und ganz auf das Meditieren zu konzentrieren.

Man macht sich hier die Wirkung verschiedener Klänge zunutze. Laut der ayurvedischen Lehren fließt die Energie wie eine Flüssigkeit durch den Körper, weshalb die Schallwellen, die Klänge auslösen, diese in Schwingung versetzen. Es entsteht eine spürbare Vibration, die den Blutdruck und die Atmung beeinflusst und so beruhigend auf den Körper einwirkt.

Nutze zu Beginn ruhig das bekannte Mantra »Om«, um erst einmal ein Gefühl dafür zu bekommen, wie sich der Geist langsam von all dem Ballast befreit und du in den Zustand der völligen Entspannung gelangst. »Om« ist eine Silbe aus dem Hindi. Man nimmt an, dass das Universum mithilfe von Schallwellen geschaffen wurde und der Klang dieser Silbe genau diesen Wellen entspricht. Das macht es zu einem sehr starken Mantra, das die Einheit des Universums und aller Lebewesen adressiert.

Später kannst du persönliche Mantras nutzen. Fahre mit Begriffen fort, die dir wichtig sind, beispielsweise Gesundheit, Frieden, Liebe oder Familie. Fühlst du dich bereit, einen Schritt weiter zu gehen, dann sage einen kleinen Text auf, den du immer wieder wiederholst. Hier ein kleines Beispiel, an dem du dich orientieren kannst:

Ich bin glücklich, denn ich bin gesund.
Ich bin glücklich, denn ich habe ein Dach über dem Kopf.
Ich bin glücklich, denn ich lebe in Freiheit. Möge das Glück stets auf meiner Seite sein.

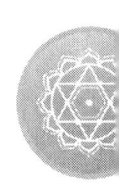

Die Macht der Wörter ist größer, als den meisten Menschen bewusst ist. Wenn du dich zunehmend mit positiven Worten umgibst, wirst du merken, dass sich das auf dein Wohlbefinden auswirkt. Würdest du beispielsweise Begriffe wie Angst oder Stress immer wieder nutzen, finden sie schnell Einzug in deine Psyche und hindern dich daran, innerlich zur Ruhe zu kommen.

Hast du dich für ein Mantra entschieden und einen Ort gefunden, an dem dich niemand stört, kann es losgehen. Setze dich aufrecht, aber dennoch bequem hin und atme tief ein. Stelle dir vor, wie du mit jedem Atemzug Kraft aus der Umgebung einsaugst. Beim Ausatmen visualisierst du all die Lasten in deinem Geist und stößt sie kraftvoll ab. Beginne nun mit deinem Mantra. Sprich deutlich und mit ruhiger Stimme und konzentriere dich auf den Klang deiner Worte. Fühle tief in deinen Körper hinein und spüre die Vibration, die die Klänge in dir auslösen. Wiederhole dein Mantra so oft, wie es sich für dich gut anfühlt.

Hast du das Gefühl, es wird langsam anstrengend und du hast den Zustand der völligen Entspannung verlassen, dann beende die Meditation. Das Ganze soll schließlich nicht zum Zwang werden, sondern stets ein gutes Gefühl in dir auslösen. Lausche zum Abschluss noch einmal genau in dich hinein und nimm dabei ein paar tiefe Atemzüge. Konzentriere dich auf die verschiedenen Areale deines Körpers und spüre, wie die Energie genau dorthin strömt. Nimm einen letzten bewussten Atemzug, lasse die Luft langsam und kontrolliert entweichen und komme sacht wieder im Hier und Jetzt an.

Die Chakra Meditation

Wer sich intensiv mit den ayurvedischen Lehren beschäftigt, wird schnell auf die 7 Chakren stoßen. Man spricht auch von Energiezentren, die entlang der Wirbelsäule angesiedelt sind und sich somit durch deinen ganzen Körper ziehen. Am unteren Ende der Wirbelsäule befindet sich Kundalini, eine Art Energiereservoire voller kosmischer Kraft. Diese Kraft kann erweckt werden und sich dann durch sämtliche Chakren bewegen.

Die Auswirkungen, die das Freisetzen dieser Kraft hat, sind sehr umstritten. Sie treibt den Menschen dazu an, nach etwas Höherem zu streben, was die Person einerseits genau dahin leiten, andererseits aber auch in eine spirituelle Krise führen kann, denn es findet eine tiefe Reinigung des Bewusstseins statt. Kommt diese Energie schließlich am obersten Chakra an, erreicht man eine Art göttlichen Zustand, der über das bisherige Bewusstsein weit hinausgeht. Man spricht hierbei von Samadhi. Alle Chakren, die vorher blockiert waren, sind dann geöffnet, gereinigt und geheilt.

Doch während der Chakra Meditation, die hier beschrieben wird, soll es vielmehr darum gehen, nacheinander in die einzelnen Energiezentren hineinzuhorchen und sie von Spannungen zu befreien. Nimm dir ausreichend Zeit, um dich jedem einzelnen Chakra intensiv widmen zu können. Plane bestenfalls etwa 30 Minuten ein, denn diese Form der Meditation ist sehr umfangreich. Suche dir einen gemütlichen Platz im Haus oder im Freien, sofern es das Wetter zulässt, und stelle sicher, dass dich in nächster Zeit nichts und niemand stört.

Nimm eine bequeme Position ein. Du musst nicht unbedingt sitzen, sondern kannst dich auch auf den Rücken legen. Wer noch ungeübt ist und Angst hat, im Liegen einzuschlafen, sollte sich dennoch für eine sitzende Position entscheiden. Schließe nun deine Augen und konzentriere dich auf deine Atmung. Atme ein paar Mal tief ein und aus und spüre, wie der Sauerstoff langsam durch deinen Körper strömt. Gehe in Gedanken Stück für Stück alle Teile deines Körpers ab und stelle dir vor, wie sämtliche Last von dir fällt. Du fühlst dich von Sekunde zu Sekunde leichter. Vergiss dabei nicht, tief und gleichmäßig zu atmen.

Widme dich nun all den Dingen, die durch deinen Kopf schwirren und sieh zu, wie sie immer weiter verblassen. Du bist nun völlig entspannt und bereit, dich deinen Chakren meditativ zu widmen.

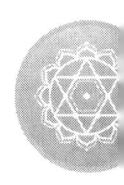

Den Anfang macht das **Wurzelchakra**. Konzentriere dich auf den Bereich deines Damms, denn hier ist es ansässig. In diesem Energiezentrum schlummert deine ganze Lebensenergie. Stelle dir vor, wie diese Energie aus dem Chakra herausströmt und dir Kraft schenkt. Körperliche Schwäche und geistige Erschöpfung werden ausgeglichen. Du fühlst dich selbstbewusster und bist wieder bereit für neue Taten.

Stelle dir vor, wie aus deinem Wurzelchakra eine wunderschöne Pflanze zum Vorschein kommt, die mit jedem Atemzug größer und größer wird und wie sich ihre Blätter und Blüten immer weiter in deinem Körper ausbreiten. Gleichzeitig wachsen auch dessen Wurzeln weiter und verbinden dich mit dem Erdboden und damit dem Universum. Sie schenken dir Stabilität und geben dir die Möglichkeit, zusätzlich kosmische Kraft zu tanken. Vor deinem geistigen Auge wird ein rotes Licht erscheinen. Erschrick nicht, sondern lasse es zu, denn es schenkt dir Sicherheit und aktiviert das Wurzelchakra vollständig.

Weiter geht es mit dem im Unterbauch befindlichen **Sakralchakra**. Es gilt als Quelle der weiblichen Kraft, die dir Lust am Leben und eine ordentliche Menge Kreativität verleiht. Wer häufig traurig und abgeschlagen ist, sollte diesem Chakra besonders große Aufmerksamkeit schenken. Lege deine Hand auf deinen Unterbauch und spüre, wie die Energie hinausströmt. Mit jedem Atemzug, den du nimmst, stellst du dir vor, diese Kraft vollständig einzusaugen. Das anfänglich rote Licht geht nun in eine orangene Farbe über und erfüllt dich mit einer wohltuenden Wärme. Ein befreites und lebendiges Gefühl macht sich in dir breit.

Im oberen Bauch befindet sich das **Solarplexuschakra**, das nun an der Reihe ist. Stress und Nervosität werden durch dessen Aktivierung von einer selbstbewussten Grundeinstellung abgelöst. Atme nun nach dem Rhythmus ein und aus, der sich für dich am natürlichsten anfühlt. Dein Solarplexuschakra wird von einem gelben Licht erfüllt und lässt sich immer weiter öffnen. Das strahlend helle Gelb wird nicht nur optisch immer wärmer, sondern fühlt sich auch so an. Stelle dir vor, wie es all die negativen Gedanken und Ängste, die dich plagen, verbrennt.

Die freigesetzte Energie hat nun umso mehr Platz, sich zu entfalten. Fühle in deinen oberen Bauch hinein und verbinde die Dinge, die dein Kopf dir sagt, mit denen, die dein Bauchgefühl dir rät. Spüre, wie eine starke Lichtquelle aus deiner Mitte heraus leuchtet und Positivität und Kreativität ausstrahlt.

Wandere nun weiter nach oben zu deinem **Herzchakra**. Es bildet die goldene Mitte aller 7 Chakren. Bist du ein sehr verschlossener Mensch, der sich schwer damit tut, mit anderen Personen zu kommunizieren und Gefühle zu offenbaren, ist dein Herzchakra vermutlich eng verschlossen. Öffnest du es, öffnest du auch deinen Charakter, wirst herzlicher und kannst offen über die Dinge sprechen, die dich bewegen. Die Zeiten der Einsamkeit sind damit vorbei.

Platziere deine rechte Hand auf deinem Herzen und spüre, wie es schlägt. Lenke all die Energie, die du mit deinen Atemzügen in dich aufsaugst, zum Herzen hin und lasse die Freilegung deiner Gefühlswelt zu. Das reine Ausführen des hier Beschriebenen wird nicht zum Erfolg führen, solange du nicht auch im Geiste bereit dazu bist, etwas zu verändern. Ein grünes Licht füllt nun dein Herz und strahlt immer heller, je mehr Kraft du dank deiner Atmung in dieses Chakra transportierst. Du verspürst innige Liebe zu deinen Nächsten, zu dir selbst und zum Universum. All das schenkt dir Zuversicht, für alles, was künftig auf dich zukommt und du vertraust darauf, dass sich alles zum Guten wenden wird.

Fahre mit dem **Halschakra** fort. Wie nicht anders zu erwarten, steht es in enger Verbindung mit deiner Stimme und damit der Kommunikation mit deinen Mitmenschen. Du wirst schüchtern, wenn es darum geht, vor anderen Menschen zu sprechen und bekommst vor Aufregung einfach keinen Ton heraus? Dann widme dich deinem Halschakra besonders intensiv. Konzentriere dich wieder auf deine Atmung. Spüre, wie frische Luft durch deinen Hals in deinen Körper hineinströmt und verbrauchter Atem ihn samt altem Ballast verlässt.

Stelle dir vor, wie jeder Atemzug deinen Hals weitet und zugänglicher für noch größere Energiemengen macht. Ein hellblaues Licht erstrahlt nun und zeigt, dass du jetzt bereit bist, all die Dinge, die dich bewegen, frei auszusprechen und deine Mitmenschen mit der Wahrheit zu konfrontieren. Auch du selbst kannst deinen eigenen Schwächen nun furchtlos gegenüberstehen und sie selbstbewusst anerkennen. Denn es sind doch genau diese kleinen Fehler und Macken, die dich so einzigartig machen. Es gibt keinen Grund, sich zu verstecken und dessen wirst du dir durch die Aktivierung des Halschakras immer mehr bewusst.

Gehe den Weg nun weiter zu deinem **Stirnchakra**, deinem dritten Auge. Es verleiht dir die Fähigkeit, die Dinge klarer zu sehen, zu differenzieren und weise Entscheidungen zu treffen. Es macht dich zugänglich für Visionen und schenkt dir eine starke Vorstellungskraft. Personen, die dazu neigen, sich immer wieder selbst zu überschätzen und nach immer größer werdender Macht streben, sollten sich intensiv mit diesem Chakra auseinandersetzen.

Lasse all die Spannung, die sich in deinem Kopf befindet, locker und du wirst spüren, wie deine Gedanken klarer und heller werden. Ein lilafarbenes Licht breitet sich aus und löst all die psychischen Belastungen, die wie schwarze Wolken über deinem Bewusstsein schweben, auf. Sämtliche Hürden zur Erlangung des vollen Bewusstseins deiner Selbst sind nun beseitigt. Konzentriere dich auf dein Inneres und vertraue auf die in dir wohnende spirituelle Kraft. In deinem Kopf macht sich ein angenehm kühles Gefühl breit und zeigt, dass nun völlige Klarheit herrscht.

Es ist Zeit, das siebte und letzte Chakra zu öffnen, das **Kronenchakra**. Es befindet sich an deinem Scheitelpunkt und verleiht dir tiefen inneren Frieden, ein klares Bewusstsein und spirituelle Kraft. Nimm diesen Punkt ganz bewusst wahr und lenke all die Energie, die du bereits freigesetzt hast, genau dort hin. Du spürst, wie ein helles Licht plötzlich von oben auf dich strahlt, aber dennoch aus deinem eigenen Körper stammt. Es ist dein Kronenchakra, das dieses Licht aussendet und dich mit einer höheren Daseinsform verbindet.

Du hast nun all deine Chakren geöffnet und jedes einzelne von ihnen sendet Kräfte aus. Dein gesamter Körper ist von diesen Energien erfüllt und du spürst, wie sie sich durch ihn hindurch bewegen. Fühle noch einmal in jedes einzelne Chakra hinein und mache dir diese als starke Energiequellen bewusst.

Beginne dabei wieder beim Wurzelchakra und arbeite dich behutsam nach oben. Spüre, wie das Wurzelchakra dich mit der Erde verbindet, wie das Sakralchakra deine Emotionen befreit und wie die Kraft des Solarplexuschakras dir Selbstbewusstsein und positives Gedankengut schenkt. Fahre damit fort, bis du am Kronenchakra angekommen bist und erblicke das geöffnete Tor zu einer übergeordneten Kraft.

Jedes Mal, wenn du dich schwach und haltlos fühlst oder unter Stress stehst, wiederholst du diesen Vorgang. Du kannst aus den nun geöffneten Chakren jederzeit Energie tanken. Nimm zum Schluss noch einmal ein paar tiefe Atemzüge und verlasse den meditativen Zustand langsam wieder.

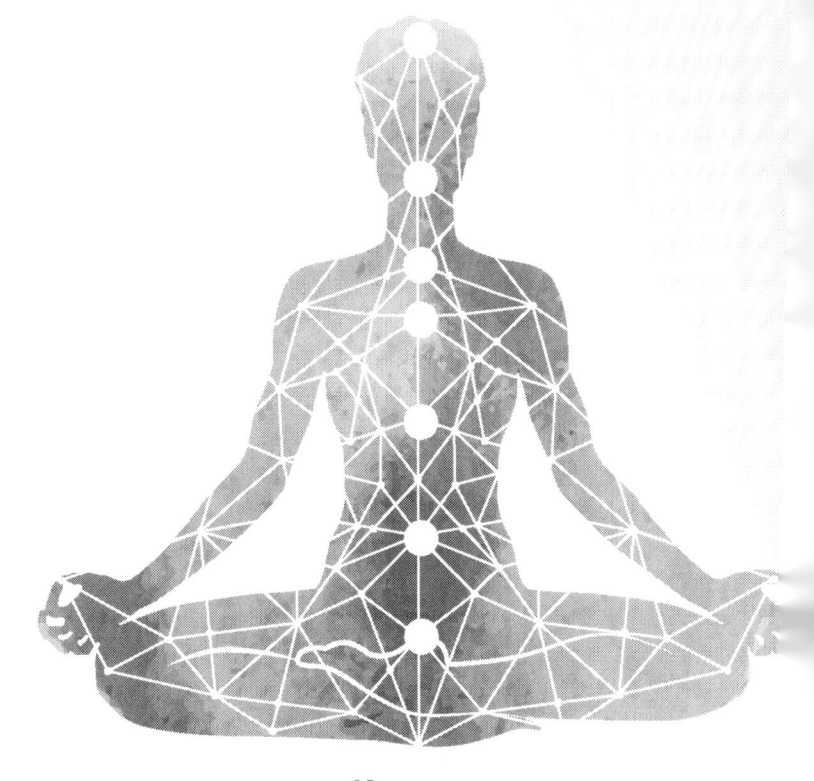

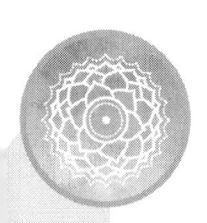

Kronenchakra
SAHASRARA - SPIRITUALITÄT

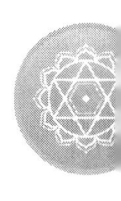

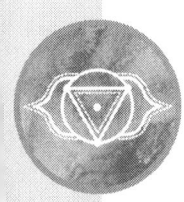

Stirnchakra
AJNA - BEWUSSTSEIN

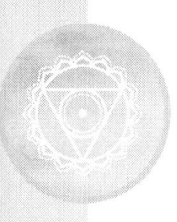

Halschakra
VISHUDDHA - KOMMUNIKATION

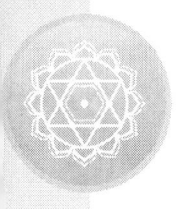

Herzchakra
ANAHATA - LIEBE & HEILUNG

Solarplexus
MANIPURA - WEISHEIT & MACHT

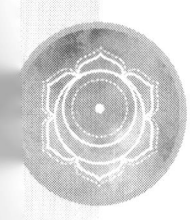

Sakralchakra
SVADHISHTHANA - SEXUALITÄT

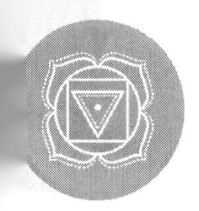

Wurzelchakra
MULADHARA - URVERTRAUEN

Die Gehmeditation

Du stehst im Alltag dauerhaft unter Strom und schaffst es einfach nicht, mehrere Minuten lang still zu sitzen, geschweige denn, sich auf Mantras oder Chakren zu konzentrieren? Keine Sorge, das bedeutet nicht, dass du nicht von den positiven Wirkungsweisen einer Meditation profitieren kannst. Wie eingangs bereits erwähnt, gibt es auch aktive Formen, auch wenn diese hierzulande etwas weniger verbreitet sind. Vielleicht ist eine Gehmeditation das Richtige für dich. Sie eignet sich auch für Personen, die bei der Arbeit bereits den ganzen Tag sitzen und den Drang haben, sich danach nun endlich einmal zu bewegen.

Der Name lässt es bereits vermuten: Die Gehmeditation ist eine Art Spaziergang. Sie soll dich beruhigen und dir dabei helfen, all deine Gedanken zu ordnen und geistige Klarheit zu schaffen. Wichtig ist, dass du dich nicht von all dem Drumherum, das draußen wartet, ablenken lässt. Vielleicht kennst du ja ein abgelegenes Stück in deinem Lieblingspark, in dem sich keine Massen tummeln und du etwas Ruhe hast.

Die Gehmeditation basiert auf dem Zusammenspiel von bewussten Bewegungen und bewusstem Atmen. Der wohl größte Vorteil an dieser Variante ist, dass du sie überall durchführen kannst und nicht einmal extra Zeit dafür einplanen musst. Ist dein Weg zur Arbeit beispielsweise so kurz, dass du bei schönem Wetter auch einfach zu Fuß gehen kannst, kannst du dabei direkt eine Gehmeditation einbauen. Nutze alle Wege, die du im Alltag ohne fahrenden Untersatz zurücklegst. So kannst du sogar mehrmals täglich meditieren, ohne dass es dich zusätzliche Zeit kostet.

Wer sich zu Fuß von A nach B bewegt, versinkt häufig in seinen Gedanken oder schaut permanent auf das Smartphone. Der Weg geschweige denn das Laufen an sich wird gar nicht richtig wahrgenommen, dabei ist genau das eine ideale Entspannungsmöglichkeit für Körper und Geist.

Deine Gedanken kreisen sich nicht um die Arbeit oder andere Dinge, die dich beschäftigen, sondern du konzentrierst dich nur auf das Hier und Jetzt. Lasse Vergangenes endlich hinter dir und wirf diesen Ballast von dir. Auch Probleme, die in Zukunft möglicherweise auf dich warten könnten, haben in deinem Kopf keinen Platz. Suche nicht nach negativen Dingen, sondern lebe einfach im Moment und befreie dich von allem, was durch deinen Kopf spukt.

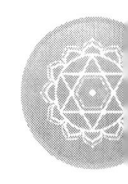

Jeden einzelnen Schritt, den du gehst, schreitest du bewusst. Konzentriere dich auf den Ablauf deiner Bewegungen und spüre den Untergrund, über den du läufst. Wie fühlt er sich an und was löst das tief in deinem Inneren aus?

Wähle eine Geschwindigkeit, die dir guttut. Du musst dich nicht zwingen, besonders langsam zu laufen. Allerdings sollte daraus auch kein Sprint werden. Es ist wichtig, dass du all deine Schritte noch bewusst wahrnehmen kannst.

Atme in deinem eigenen Rhythmus ein und aus und sauge die frische Luft der Natur in dir auf. Visualisiere, wie diese Luft deinen Körper durchströmt und dich innerlich befreit. Achte darauf, dass du nicht nur tief ein- sondern auch vollständig ausatmest. Nur so verlässt all die verbrauchte Luft deinen Körper und macht Platz für frische Energien. Zu Beginn kannst du während des Atmens zählen, um in einen gesunden Rhythmus zu kommen. Atme beispielsweise 3 Schritte lang ein und 4 Schritte lang wieder aus. Achte darauf, dass du länger aus- als einatmest, denn eine identische Dauer wäre unnatürlich.

Nimm wahr, was um dich herum passiert. Schaue nicht nur mit leerem Blick in deine Umgebung, sondern erkenne, was sich dort befindet. Fühle den Wind, der über deine Haut streicht, lausche dem Rauschen der Bäume, rieche den Duft der Gräser. Du wirst schnell merken, wie du dich immer mehr von belastenden Gedanken entfernst und nur die Dinge wahrnimmst, die dir in diesem Moment guttun.

Jeder Atemzug, den du tätigst und jeder Schritt, den du gehst, führt dich immer weiter in einen Zustand der Entspannung und der geistigen Klarheit. Du spürst, wie all der Stress wie ein schwerer Stein von deinen Schultern fällt und sich dein Körper leichter und leichter anfühlt. Besonders intensiv erlebst du die Gehmeditation barfuß. Du spürst den Boden, auf dem du läufst, so hautnah und deine Wahrnehmung wird gesteigert.

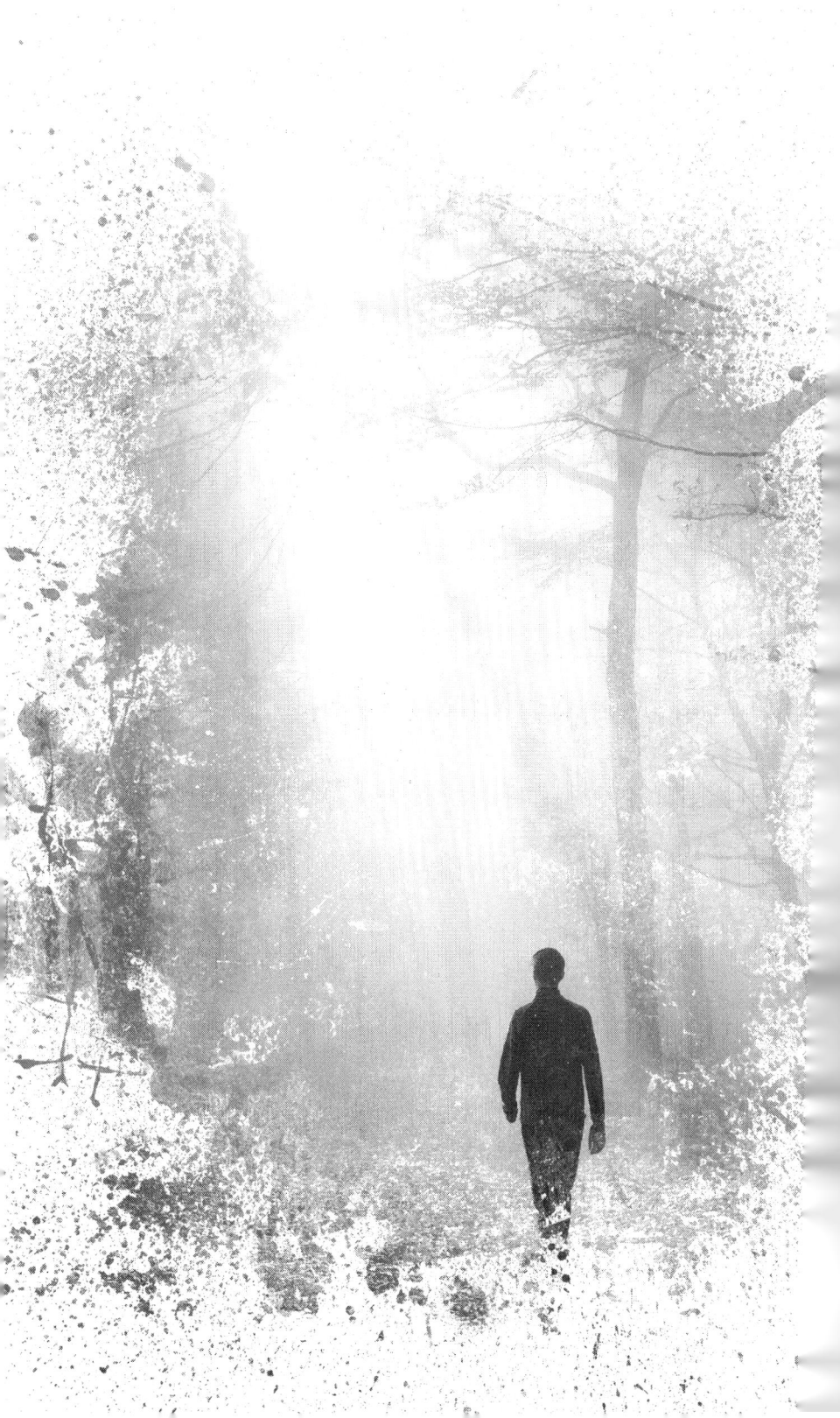

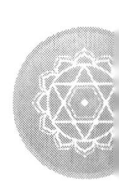

Fällt es dir draußen zu Beginn schwer, dich von deinen Gedanken zu lösen, dann übe erst einmal zu Hause. Auch wenn sich die Gehmeditation einfach anhört, muss jeder anfangs lernen, wie das Ganze auf psychischer Ebene funktioniert. Die Gedanken einfach auszuschalten, ist nicht leicht und bedarf Übung. Gehe also einfach erst einmal in deinem Zuhause auf und ab. Erreichst du den meditativen Zustand dann ohne Probleme, kannst du dich nach draußen wagen. Wähle einen Ort aus, an dem sich nicht viele Menschen befinden und den du in und auswendig kennst, sodass du dich nicht darauf konzentrieren musst, wieder zurück zu finden. Je geübter du bist, desto stärker kannst du variieren und immer wieder neue Wege und Orte ausprobieren.

Zwinge dich nicht zu besonders ausgiebigen Spaziergängen, auf die du eigentlich gar keine Lust hast und die du nur künstlich in die Länge ziehen würdest. Wenn es dir immer schwerer fällt, den meditativen Zustand beizubehalten und du bemerkst, wie du immer mehr im Hier und Jetzt ankommst, dann trete deinen Heimweg an. Zwang ist einer der größten Feinde einer jeden Meditationsform. Es ist völlig in Ordnung, wenn du mit kurzen Spaziergängen von 5 bis 10 Minuten beginnst. Führst die Gehmeditation regelmäßig durch, wirst merken, wie du dich von ganz allein immer weiter steigerst.

Richtet sich deine Aufmerksamkeit während der Gehmeditation dennoch auf etwas Externes, dann gib nicht gleich auf. Nimm dir die Zeit, die du brauchst und konzentriere dich dann wieder voll und ganz auf deine Schritte. Kleine Unterbrechungen sind kein Grund für einen Abbruch, sondern lediglich ein Zeichen, dass noch etwas Übung nötig ist. Setze dich nicht selbst unter Druck. In der Meditation geht es nicht darum, wer es am längsten aushält, sondern darum, wie intensiv du zu dir selbst findest und dich von sämtlichem Ballast befreist.

Bereits minimale Veränderungen können sich erfolgreich auf die Psyche auswirken. Auch in der westlichen Medizin ist das schon lange kein Geheimnis mehr. Bei der Gehmeditation sind also nicht nur deine Schritte und deine Atmung von Bedeutung, sondern auch deine Mimik. Wer dauerhaft grimmig schaut, ist häufig auch schlecht gelaunt.

Wer hingegen mit einem Lächeln durch die Welt geht, hellt nicht nur die Stimmung der anderen, sondern auch die eigene auf.

Was zu einfach, um wahr zu sein klingt, ist tatsächlich wissenschaftlich bewiesen. Ein Lächeln, auch wenn es zu Beginn vielleicht etwas gezwungen ist, verbindet der Körper mit Glücksgefühlen und sendet entsprechende Botenstoffe aus. Genau das machst du dir bei der Gehmeditation zunutze. Setze ein Lächeln auf und fülle deinen Körper mit Glück und positiven Gedanken. Du bist der Meinung, du hast keinen Grund zu lächeln? Dann denke stets daran: Du bist gesund, deiner Familie geht es gut, du kannst laufen und du darfst in Freiheit frische Luft einatmen. All diese Dinge sind nicht selbstverständlich, auch wenn es oft so erscheint.

Tummo Meditation

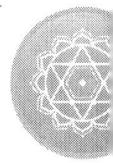

Zu guter Letzt lernst du noch eine Meditationsform für Fortgeschrittene kennen und du wirst staunen, welchen Effekt sie auf deinen Körper haben kann. Die Rede ist von der Tummo Meditation. Aufmerksamkeit erlangte sie dank tibetischer Mönche, die in Eiseskälte nur leicht bekleidet meditierten, als wäre es das normalste der Welt. Das liegt nicht daran, dass die Mönche besonders abgehärtet waren, sondern daran, dass sie mithilfe dieser Meditationsform in der Lage waren, ihre Körpertemperatur deutlich zu erhöhen. Ein Temperaturanstieg von 8 °C konnte nachweislich festgestellt werden.

Das zeigt umso mehr, dass die Kraft des Geistes Dinge ermöglicht, die man kaum glauben mag, wenn man sie nicht selbst erlebt hat. »Tummo« bedeutet übersetzt »inneres Feuer« und macht seinem Namen alle Ehre. Es ermöglicht dir, auch eisigen Minusgraden standzuhalten, denn es lässt dich deine eigene Körpertemperatur kontrollieren.

Im Rahmen der Tummo Meditation wird die körpereigene Energie in Wärme umgewandelt und an die Umgebung abgegeben, sodass dich ein warmes Gefühl umhüllt. Diese Wärme verbrennt zudem all das negative Gedankengut, das deinen Geist verschleiert.

Immer ein wohlig warmes Gefühl, auch wenn es draußen bitterkalt ist –, das klingt doch zu schön, um wahr zu sein. Theoretisch kann das jeder erlernen, doch an dieser Stelle soll noch einmal betont werden, dass diese Form der Meditation nur für Fortgeschrittene geeignet ist. Ziehe also nicht einfach los und setze dich völlig unvorbereitet eisigen Temperaturen aus. Ohne ausreichend Vorerfahrung würde dich dieser Zustand zu stark unter Druck setzen und das Erreichen des notwendigen meditativen Zustands wird immer unwahrscheinlicher. Fühlst du dich bereit, dich an der Tummo Meditation zu versuchen, dann übe das Ganze erst einmal in gewohnter Umgebung und bei angenehmen Temperaturen.

Das innere Feuer, das es zu erwecken gilt, befindet sich in jedem Menschen, doch nicht jeder macht Gebrauch davon.

Häufig ist schlichtweg Unwissenheit der Grund dafür, denn nur die wenigsten sind sich über dessen Existenz überhaupt bewusst. Entzündet wird es mithilfe der sogenannten Vasenatmung. Stelle dir vor, wie sich dein Atem in deinem Körper bündelt und im Solarplexuschakra festgehalten wird. Das ist der Ort, an dem das Feuer letztendlich freigesetzt wird. Das hier entstehende gelbe Licht breitet sich mit jedem Atemzug weiter aus und erfüllt deinen gesamten Körper mit Wärme. Um diese Wärme immer weiter zu intensivieren, kommt die Visualisierung ins Spiel. Stelle dir bildlich vor, wie ein Feuer beginnt, in deinem Inneren zu lodern und wie sich die Flammen den Weg durch alle Areale deines Körpers bahnen. Konzentriere dich auf eine Region nach der anderen und spüre, wie diese von Wärme erfüllt werden.

Möchtest du auch als Anfänger einfach einmal testen, was dein inneres Feuer so alles kann, dann setze dich bequem hin und schließe deine Augen. Stelle dir vor, in deinem Körper befänden sich Kanäle, die ihn senkrecht durchlaufen. Nimm einen tiefen Atemzug und spüre, wie die eingeatmete Luft diese Kanäle durchströmt und sich in deinem Solarplexuschakra sammelt.

Sie trifft hier auf eine Lichtquelle, die sie entzündet und die mit jedem weiteren Atemzug nur noch heller wird. Aus dem Licht wird ein Feuer, das immer heißer und heißer wird. Jetzt gilt es, dieses Feuer noch weiter anzuheizen und stetig mit Energie zu versorgen. Visualisiere, wie sich die Luft, die du einatmest, sofort erwärmt und dein inneres Feuer größer werden lässt.

Halte nach jedem Atemzug für etwa 5 Sekunden lang inne und atme erst dann langsam wieder aus. Die Flammen lodern und erhitzen nach und nach all deine Chakren. Blockaden jeglicher Form werden verbrannt und du nimmst lediglich die angenehme Wärme wahr, die du aktiv in die Areale deines Körpers senden kannst, in denen sie gebraucht wird.

Verzage nicht, wenn du bei den ersten Anläufen scheiterst. Vergiss nicht, dass die Tummo Meditation zu den schwierigsten Varianten gehört und viel Erfahrung und Übung notwendig sind. Erwarte nicht, dass deine Körpertemperatur plötzlich um mehrere Grad steigt und du nie wieder frieren wirst. Das zu erlernen beansprucht sehr viel Zeit und Disziplin. Das muss auch überhaupt nicht dein Ziel sein. Es reicht doch schon aus, wenn du dir selbst ein wärmendes Gefühl vermitteln kannst, oder nicht? Aber auch das zu lernen, dauert etwas. Bleibe geduldig und versuche es einfach weiter. Je weniger du dich selbst unter Druck setzt, desto eher wirst du die ersten Ergebnisse erzielen. Doch diese machen sich nicht nur durch das Standhalten kalter Temperaturen bemerkbar.

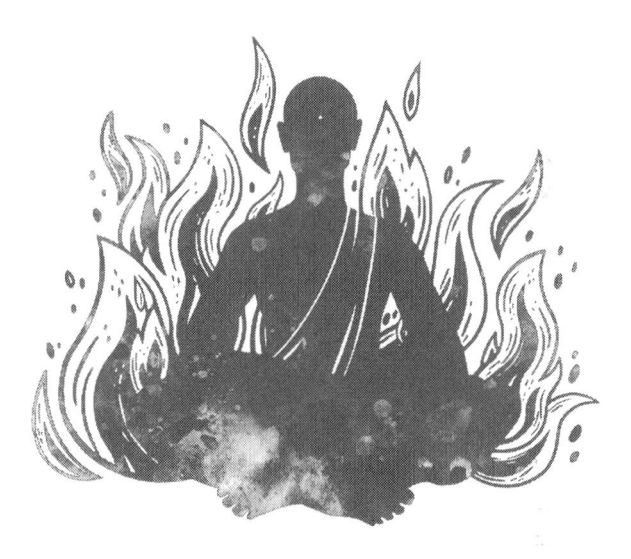

Du bist in der Lage, dein inneres Feuer bewusst zu aktivieren, kannst so gezielt Kraft tanken und deinen Stoffwechsel antreiben, wenn du das Gefühl hast, er muss etwas angeheizt werden. So hilfst du deinem Körper dabei, sich schneller und effektiver von Giftstoffen zu befreien und gegen schädliche Umwelteinflüsse anzukämpfen. Außerdem befreist du deinen Geist von sämtlichen Lasten, denn diese werden schlichtweg verbrannt und es wird für Klarheit gesorgt. Du kannst vor deinem inneren Auge beobachten, wie sich all der Nebel langsam aber sicher verzieht. Das macht dich wiederum empfänglicher für spirituelle Kräfte und hilft dir dabei, besonnen und mit einer gewissen Differenziertheit an die Dinge heranzugehen. Dein Blick auf die Dinge wird nicht länger getrübt und du triffst klare Entscheidungen.

Integration in den Arbeits- & Familienalltag

Zu 100 % nach den ayurvedischen Regeln zu leben ist für die meisten unter uns schlichtweg nicht möglich. Nicht jeder kann seinen Tag immer wieder völlig frei gestalten, denn wir alle haben unsere Verpflichtungen. Das können wir nicht immer ändern, aber unsere Gesundheit soll darunter doch auch nicht leiden. Versuche nicht mit Druck all die Empfehlungen, die Ayurveda gibt, in deinen Alltag zu pressen, wenn sie so einfach nicht hineinpassen. So setzt du dich selbst nur noch mehr Stress aus, als du vielleicht sowieso schon hast. Das Ganze hat dann nur einen nachteiligen Effekt und damit ist sicherlich niemandem geholfen. Doch keine Sorge, für jedes Problem gibt es eine Lösung.

Du kannst all die Regeln leicht abwandeln, sodass sie in deinen Alltag passen und du sie auch wirklich einhalten kannst. Dein Tagesablauf ist dann aus ayurvedischer Sicht vielleicht nicht ideal, aber stellt dennoch eine Verbesserung dar und du wirst merken, wie gut dir all das tut. Aber wie genau kannst du denn nun die nötigen Anpassungen vornehmen? Im Folgenden erhältst du Antworten auf 10 häufig gestellte Fragen, die vermutlich auch dir durch den Kopf gehen.

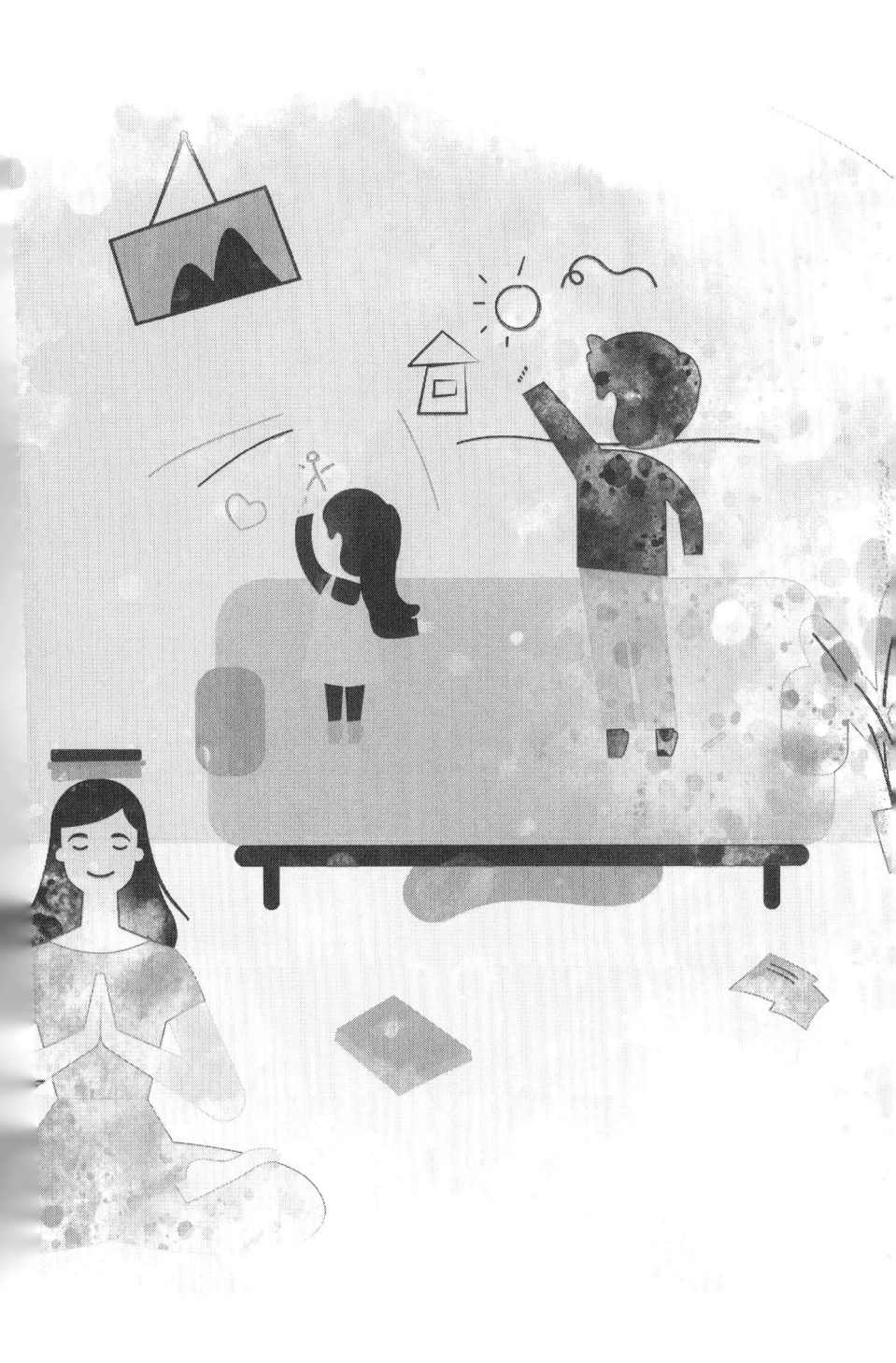

1. Warum soll ich schon um 5 Uhr aufstehen, wenn ich doch erst Stunden später anfange, zu arbeiten? Mir fehlt die Motivation.

Das frühe Aufstehen ist wohl das, was den meisten zu Beginn starke Probleme bereitet. Dabei muss es nicht unbedingt um das Aufstehen an sich gehen, sondern um die Frage warum. Wenn du wie viele andere beispielsweise erst um 9 Uhr auf der Arbeit sein musst, hast du noch so viel Zeit, wenn du schon zwischen 5 und 6 Uhr aufstehst, die du gar nicht brauchst, um dich zu duschen und anzuziehen. Warum solltest du dann also nicht einfach weiterschlafen? Die Antwort ist ganz klar: weil es deinem Körper guttut!

Vergiss nicht, dass die Vata-Zeit 6 Uhr endet. In dieser Zeit bereitet sich dein Körper auf das Aufwachen vor und setzt seine Körperfunktionen langsam in Gang, sodass du sofort in den Tag starten kannst. Dein Schlaf wird also sowieso unruhiger und du wirst nicht aus einer Tiefschlafphase herausgerissen. Verpasst du die Vata-Zeit, ist Kapha schon an der Reihe und das Aufwachen fällt dir immer schwerer. Wenn du einmal besonders früh aus den Federn musstest, fiel dir das Aufstehen vielleicht erst einmal schwer aber daran waren auch deine Gedanken schuld. Du dachtest vermutlich immer wieder daran, wie früh es doch noch ist und dass du viel lieber noch weiter schlafen würdest. Aber im Laufe des Tages hast du sicherlich bemerkt, wie viel Energie du eigentlich hast, denn du bist während der Vata-Zeit aufgestanden.

Längeres Schlafen kommt dir vielleicht angenehmer vor, aber wenn du ganz ehrlich bist, kommst du dann auch deutlich langsamer in Fahrt und fühlst dich träge. Denke immer genau daran und stelle dir selbst die Frage: Möchte ich voller Energie in den Tag starten und am Morgen ausreichend Zeit haben, um mich in Ruhe fertig zu machen, zu meditieren und ein gutes Frühstück zu mir zu nehmen? Diese Frage kann man doch nur mit einem klaren Ja beantworten.

2. Ich bin um 5 Uhr noch todmüde, dabei ist das laut Ayurveda doch die perfekte Zeit zum Aufstehen. Wie passt das denn zusammen?

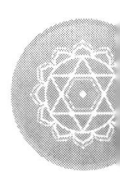

Warst du bisher eher ein Langschläfer, wird sich das nicht von heute auf morgen ändern. Der Mensch ist nun einmal ein Gewohnheitstier und braucht Zeit, bis er mit neuen Dingen zurechtkommt. Dein Körper benötigt mindestens 3 Wochen, um neue Angewohnheiten vollständig zu akzeptieren. Du kannst diesen Prozess zwar nicht beschleunigen aber dafür sorgen, dass er sich auch nicht weiter in die Länge zieht. Auch wenn es dir am Anfang schwerfällt, bleibe diszipliniert und mache keine Ausnahmen. Wenn es darum geht, einen neuen Lebensstil anzunehmen, sind Ausnahmen der Anfang vom Ende. Sie häufen sich nur immer mehr und dein Körper hat so gar keine Chance, sich an etwas Neues zu gewöhnen.

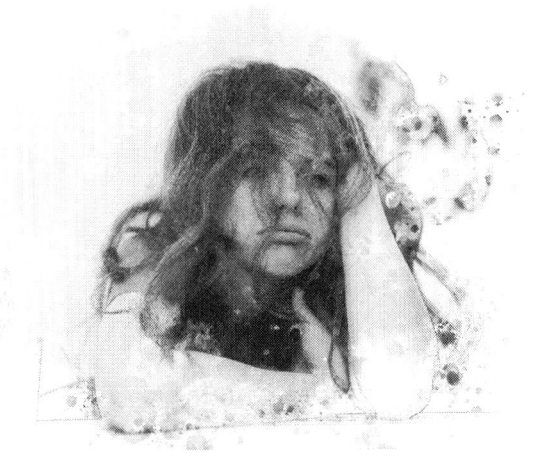

Bleibe standhaft und halte dir immer vor Augen, wofür du das tust. Wenn du zeitig genug ins Bett gehst und nicht nur deinen Körper, sondern auch deinen Geist gereinigt hast, wird dein Schlaf weder zu kurz noch schlecht sein. Du konntest also über Nacht ausreichend Kraft tanken, sodass dem frühen Aufstehen in dieser Hinsicht nichts im Weg steht. Jetzt liegt es an dir, diszipliniert zu bleiben. Du wirst sehen, es wird dir von Tag zu Tag leichter fallen und irgendwann stehst du ganz von allein einfach auf, ohne groß darüber nachzudenken, wie früh es eigentlich noch ist.

3. Ich beginne manchmal erst am Mittag zu arbeiten. Wann soll ich da noch Aufgaben erledigen, die hohe Konzentration und Aufmerksamkeit erfordern?

Die Pitta-Zeit schenkt dir Kreativität und Konzentrationsvermögen und ist zu Beginn besonders stark. Deshalb wird empfohlen, alle Aufgaben, die genau das erfordern, direkt am Anfang des Arbeitstages zu erledigen. Doch zum Glück hält die Pitta-Zeit bis 14 Uhr an. Auch wenn du erst mittags anfängst, zu arbeiten, hast du noch etwas Zeit, um dich all dem zu widmen oder zumindest einen Einstieg zu finden.

Ist die Zeit allerdings zu knapp und du schaffst es einfach nicht bis 14 Uhr, musst du nicht verzagen. Die sich anschließende Vata-Zeit macht dich nicht unproduktiv, allerdings fällt es dir nun nicht mehr ganz so leicht, dich zu konzentrieren. Am besten machst du dir also bei einem späten Arbeitsbeginn möglichst viele Notizen und nutzt die Pitta-Zeit so noch so gut es geht aus. Diese Notizen werden dir am Nachmittag wertvolle Denkanstöße geben, die sonst vielleicht ausgeblieben wären. Das spart Zeit und du kannst produktiv weiterarbeiten.

Die Vata-Zeit macht dich allerdings auch verstärkt kommunikativ. Hast du engen Kundenkontakt, ist genau das deine Zeit, doch wenn du dich beispielsweise um organisatorische Dinge oder Papierkram kümmern musst, ist das eher hinderlich. Pass auf, dass das kleine Schwätzchen mit der Kollegin nicht zu ausschweifend wird und dich wertvolle Zeit kostet.

4. Mein Alltag ist so stressig und es fällt mir schwer, ein Lächeln aufzusetzen, um meinen Geist positiv zu stimmen.

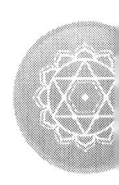

Heutzutage erscheint der Alltag stressiger denn je, denn wir jagen einen Superlativ nach dem anderen. Wir erleben den Stress nicht nur tagtäglich, sondern hören dieses Wort so oft, dass es sich schon fest in unserem Geist verankert hat und allgegenwärtig ist. So gerät schnell in Vergessenheit, wie gut es den meisten eigentlich geht. Unzählige Dinge werden als selbstverständlich angesehen und gar nicht wertgeschätzt, denn der moderne Mensch neigt dazu, sich auf das Negative zu konzentrieren. Genau hier liegt der Knackpunkt.

Fällt es dir an einem Tag besonders schwer, positive Gedanken zu fassen, dann denke doch einfach mal darüber nach, wofür du dankbar im Leben bist. Für deine Gesundheit, deinen Job, deine Familie oder einfach deine Freiheit? Vielleicht hast du dir ja bereits ein persönliches Mantra ausgedacht. Das ist nicht allein der Meditation vorbehalten. Du kannst es immer dann aufsagen, wenn du einmal ein kleines Tief hast.

Auch ein Dankbarkeitstagebuch schenkt dir viel Kraft. Notiere dir jeden Abend vor dem Zubettgehen, was dir am heutigen Tag widerfahren ist, wofür du besonders dankbar bist oder was dich einfach glücklich gemacht hat. Hast du das Gefühl, du wirst von Negativität überrollt, dann blättere etwas darin und schon erscheint das Lächeln wie von selbst auf deinem Gesicht und du pflegst deine mentale Gesundheit.

5. Ich kann meine Gedanken nach dem Feierabend einfach nicht von der Arbeit lösen. Wie kann ich abends endlich zur Ruhe kommen?

Wer einen Vollzeitjob hat, eine Führungsposition ausübt oder selbstständig ist, steht häufig von morgens bis abends unter Strom. Doch nur weil nun Zeit für den Feierabend ist, heißt das noch lange nicht, dass der Kopf da auch mitmacht. In diesem Fall ist Meditation von besonders großer Bedeutung. Je wilder deine Gedanken sind, desto schwieriger ist es allerdings, einen meditativen Zustand zu erreichen. Der Satz »Übung macht den Meister« ist zwar wahr, nützt dir in diesem Fall aber nicht allzu viel. Vielleicht ist eine andere Herangehensweise sinnvoller für dich.

Von einer passiven Meditation ist eher abzuraten, denn du wirst vermutlich nicht lang still sitzen können. Entscheide dich also für eine aktive Variante wie die Gehmeditation. Fällt es dir auch während deines meditativen Spaziergangs schwer, dich nur auf deine Atmung und deine Schritte zu konzentrieren, dann füge einen Zwischenschritt ein, bevor du dich daran wagst. Nimm beispielsweise deinen Partner mit auf den Spaziergang und vertraue ihm an, was dich beschäftigt. Das ist zwar keine Meditation, kann dir aber helfen, deine Gedanken etwas zu sortieren. Hinzu kommt die Bewegung und die frische Luft, die sich ihren Weg durch deinen Körper bahnt und dich mit neuer Lebenskraft erfüllt.

Macht das zu eurem täglichen Abendritual und bald bist du so weit, dass du diesen Spaziergang allein machst und den Einstieg in die aktive Meditation findest. Wenn du wieder zu Hause bist, gönnst du dir ein warmes Bad oder eine wohltemperierte Dusche und wäschst all die Gedanken, die du aus deinem Inneren befreit hast, auch von deinem Äußeren ab. Stelle dir bildlich vor, wie sich alles, was dich belastet, im Abfluss verabschiedet und dich erwartet ein ruhiger und erholsamer Schlaf.

6. Ich kann meine Gedanken nach dem Feierabend einfach nicht von der Arbeit lösen. Wie kann ich abends endlich zur Ruhe kommen?

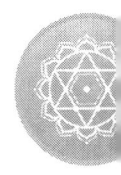

Laut der ayurvedischen Lehren solltest du spätestens 22 Uhr im Bett liegen, denn dann beginnt die Pitta-Zeit. Es fällt dir danach immer schwerer, Ruhe zu finden. Wenn du deine Gedanken geordnet hast, kannst du dann natürlich immer noch einschlafen, allerdings geht dir wertvolle Zeit verloren. Zwischen 22 und 0 Uhr ist der Schlaf am erholsamsten, weshalb du die Zubettgehzeit im Idealfall nicht verpassen solltest. Gehst du erst um 23 Uhr ins Bett, kannst du aber immerhin noch eine Stunde abgreifen.

Achte wenigstens darauf, dass du nicht erst 0 Uhr oder sogar noch später einschläfst. Ab

3 Uhr morgens ist nicht mehr an Regeneration zu denken, denn dann beginnt dein Körper bereits, sich wieder auf den neuen Tag vorzubereiten und wird immer aktiver. Schaffst du es einmal nicht um 22 Uhr ins Bett, wird die Welt nicht untergehen. Wenn du keine Einschlafprobleme hast, kannst du immer noch neue Kraft tanken und deine Psyche reinigen. Wenn du es bis 23 Uhr schaffst, bist du noch auf der sicheren Seite.

7. Ich komme manchmal erst sehr spät nach Hause, bin dann todmüde und möchte einfach nur noch ins Bett fallen. Langes Duschen und Meditieren sind dann ein Ding der Unmöglichkeit. Kann ich all das abkürzen und dennoch erholsam schlafen?

Kommst du beispielsweise erst um 21.30 Uhr nach Hause und sollst 30 Minuten später schon im Bett liegen, wirst du direkt wieder von Stress durchflutet, denn du fragst dich: »Wie soll ich das denn jetzt noch schaffen?« Es ist wie gesagt nicht schlimm, wenn du es einmal nicht Punkt 22 Uhr ins Bett geschafft hast. Aber wenn du einen langen Tag hattest und fast schon im Stehen einschlafen könntest, ist es natürlich verständlich, dass du das Abendprogramm abkürzen möchtest.

Würdest du jetzt beispielsweise passiv meditieren, wäre die Gefahr, dass du währenddessen einschläfst, ohnehin zu groß. Springe einfach unter die Dusche, stelle dir eine angenehm warme Temperatur ein und nimm dir wenigstens ein paar Minuten, um zu visualisieren, wie du all den Stress und die Anspannung von deiner Haut wäschst. Auch wenn du noch so müde bist, auch dein Geist braucht etwas Zeit, um herunterzufahren. Nur so kannst du wirklich ruhig und erholsam schlafen.

Nach der Dusche kuschelst du dich ins Bett und nimmst dir Zettel und Stift zur Hand. Anstatt zu meditieren, lässt du deinen Tag noch einmal kurz Revue passieren. Gibt es etwas, das dir immer noch durch den Kopf spukt? Dann schreibe es auf und stelle dir vor, wie jeder Strich mit dem Stift diesen Gedanken aus deinem Geist herauszieht und wie das Papier ihn festhält. Schreibe dir aber auch auf, welche guten Dinge dir heute widerfahren sind, um den Tag mit positiven Gedanken zu beenden.

8. Ich arbeite in Schichten und muss manchmal mitten in der Nacht aufstehen. Wie verschiebe ich meine Schlafenszeit also am besten?

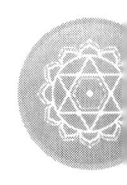

Je früher du aufstehen musst, desto eher solltest du auch ins Bett gehen, doch darauf wärst du vermutlich auch selbst gekommen. Wann genau du dich schlafen legst, ist im Grunde irrelevant, solange das während der Kapha-Zeit, also ab 18 Uhr, geschieht. Achte darauf, dass wenigstens die Dauer deines Schlafes die gleiche bleibt. Bist du also bisher wie empfohlen um 22 Uhr im Bett gewesen und 5 Uhr wieder aufgestanden, hattest du 7 Stunden Schlaf, die du beibehalten solltest.

Wie bereits mehrfach erwähnt, beginnt dein Körper um 3 Uhr damit, sich für den kommenden Tag zu wappnen. Ab diesem Zeitpunkt ist dein Schlaf also recht leicht und das Aufwachen fühlt sich ebenfalls leichter an. Allerdings brauchst du dann auch etwas mehr Zeit, um in Fahrt zu kommen, denn dein Körper hat ja gerade erst mit den Vorbereitungen angefangen. Plane also nach dem Aufstehen ein paar Minuten mehr ein, bevor du los musst. Nehmen wir an, du müsstest um 3 Uhr aufstehen, solltest du also gegen 20 Uhr schlafen gehen. Damit schiebst du deinen Schlaf schlichtweg 2 Stunden nach vorn, was verkraftbar für deinen Körper ist. Musst du allerdings von einer Tag- in eine Nachtschicht wechseln, sieht das Ganze etwas schwieriger aus, wie die nächste Frage zeigt.

9. Wie schaffe ich den Wechsel zwischen Nacht- und Tagschicht, ohne mein inneres Gleichgewicht zu gefährden?

Wer von einer Tag- in eine Nachtschicht wechselt, hat quasi eine 180°-Wendung vor sich und keine Zeit, den Körper stückweise daran zu gewöhnen. Gehst du heute beispielsweise 18 Uhr nach Hause und beginnst morgen 22 Uhr mit deiner Nachtschicht, ist dieser Übergang alles andere als sanft. Wie gehst du nun also am besten vor?

Dass dieser Wechsel deinen Biorhythmus vor eine Herausforderung stellt, erklärt sich von selbst. Die gewohnte Dauer des Schlafes beizubehalten ist dabei zwar empfehlenswert, aber im Übergang wohl eher weniger realisierbar. Wenn du gerade 7 Stunden geschlafen hast, wirst du ja kurze Zeit später wohl kaum schon wieder 7 Stunden am Stück schlafen können, oder? Falls ja, umso besser. Falls nicht, dann verkürze das »Vorschlafen« vor deiner ersten Nachtschicht etwas. Hast du mehrere dieser Schichten vor dir, kannst du danach wie gewohnt 7 Stunden am Stück schlafen, allerdings tagsüber, bis der nächste Wechsel ansteht.

Nehmen wir also an, du beendest heute deine letzte Tagschicht und beginnst morgen Abend um 22 Uhr mit der ersten Nachtschicht. Gehe heute wie gewohnt spätestens um 22 Uhr schlafen und stehe zwischen 5 und 6 Uhr wieder auf. Da du zu Arbeitsbeginn vermutlich müde sein wirst, da das eigentlich deine Zubettgehzeit ist, solltest du versuchen, etwas vorzuschlafen. Gehe am besten zu Beginn der Kapha-Zeit ins Bett, denn dann wird dein Körper ohnehin ruhiger und es fällt dir leichter, einzuschlafen. Das Aufstehen gestaltet sich dann allerdings etwas schwieriger, denn auch das geschieht noch in der trägen Kapha-Zeit. Leider musst du dich hier wohl oder übel etwas zwingen, aufzustehen, auch wenn das alles andere als optimal ist. Damit legst du allerdings den Grundstein, dass du ab morgen deine vollen 7 Stunden Schlaf bekommst, die zudem besser auf die Dosha-Zeiten abgestimmt sind.

Hast du dann beispielsweise morgens gegen 6 Uhr Feierabend, gehe nicht sofort ins Bett, auch wenn du es gern wölltest. Immerhin ist das eigentlich deine Aufstehzeit und dein Körper wird gerade so richtig aktiv. Versuche, dich wachzuhalten, auch wenn es schwerfällt. Warte ab, bis um 14 Uhr die Vata-Zeit beginnt und dein morgendlicher Elan nachlässt. Auch wenn dein Körper erst zur Kapha-Zeit damit anfängt, richtig herunterzufahren, wäre das zu spät für dich, denn so kannst du nicht mehr genügend Stunden Schlaf sammeln. Lege dich also um 14 Uhr hin und versuche, deine 7 Stunden Schlaf zu bekommen. Das ist leichter gesagt als getan, doch leider ist Ayurveda nicht für Schichtarbeit ausgelegt und du musst versuchen, das Beste daraus zu machen. 21 Uhr stehst du also wieder auf und bereitest dich auf deine kommende Schicht vor.

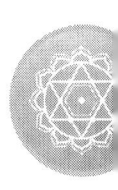

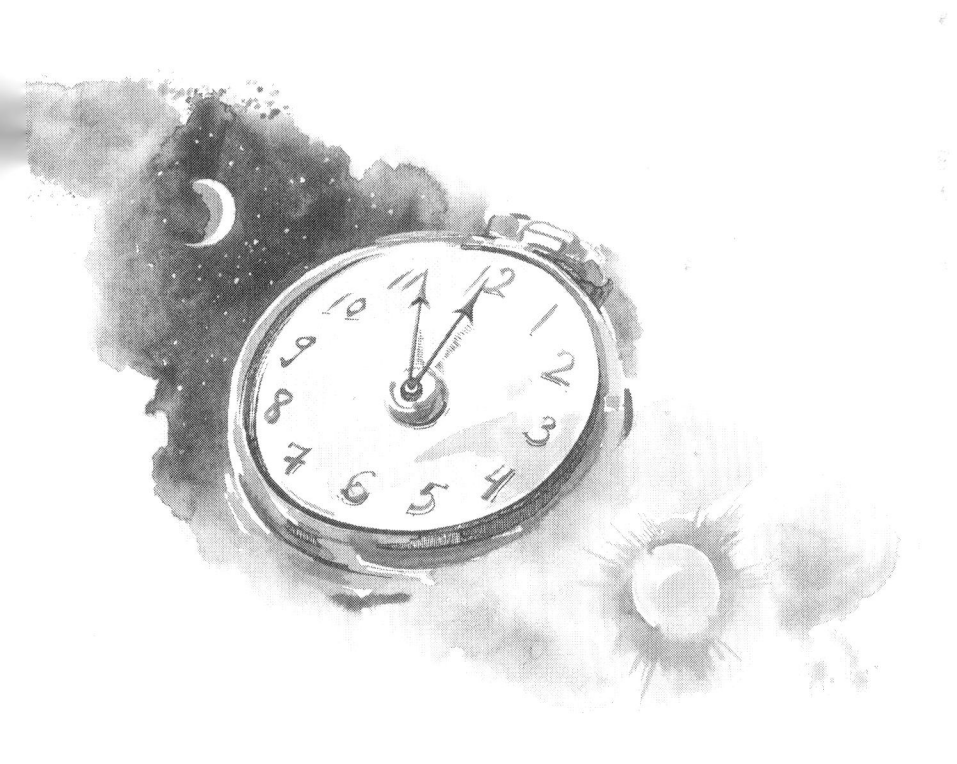

10. Ich bin selbstständig und kann mir meine Zeit selbst einteilen. Dennoch bin ich manchmal so in meine Arbeit vertieft, dass ich einfach vergesse, Pausen zu machen und abends viel zu spät in den Feierabend gehe. Wie kann ich mich trotz all der Verantwortung gedanklich lösen?

Selbstständigen sagt man gern nach, wie gut sie es doch haben, weil sie sich ihren Arbeitstag selbst gestalten können. Dabei kann genau das gefährlich werden. Es gibt keinen festen Arbeitsbeginn, keine Pausenzeiten und keinen geregelten Feierabend und die Verlockung, einfach durchzuarbeiten und so viel wie möglich zu erledigen, ist groß. Dabei sind geregelte Zeiten sehr wichtig.

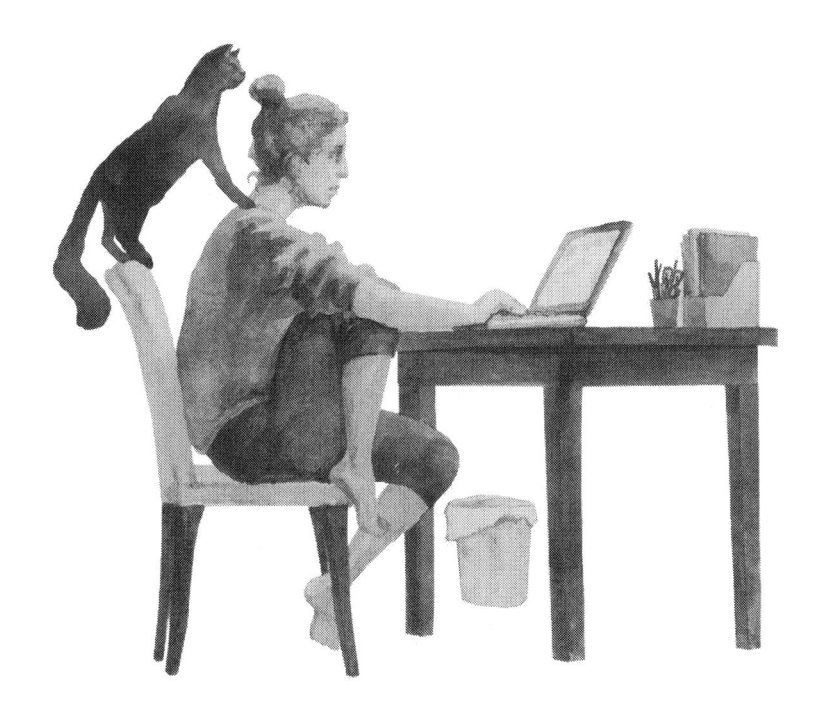

Zu einer gewissen Zeit mit der Arbeit zu beginnen, fällt wohl den wenigsten schwer. Problematisch wird es dann bei den Pausen. Manchmal ist man einfach so in die Arbeit vertieft, dass man sie einfach vergisst. Darunter leidet nicht nur der Körper aufgrund der fehlenden Essenspausen. Auch der Geist braucht regelmäßig eine kleine Pause, um all die Informationen vorzusortieren. Ist der Kopf völlig überfüllt, geht es irgendwann einfach nicht mehr weiter. Gleiches gilt für den Feierabend. Eigentlich ist es an der Zeit, für heute Schluss zu machen aber dann findet man doch etwas, das noch schnell erledigt werden könnte oder vergisst die Zeit einfach.

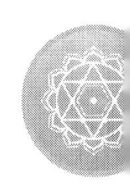

Die einfachste Lösung ist das Stellen eines Weckers. Lasse dein Handy 5 Minuten vor jedem Pausenbeginn und 15 Minuten vor dem Feierabend klingeln. Schalte es dann aber nicht einfach aus, sondern führe deinen Gedanken kurz zu Ende, stehe dann wirklich auf und verlasse den Raum. Die Arbeit wird schließlich nicht davonlaufen. Werde dir bewusst, dass Pausen keine Zeitverschwendung sind, sondern dass du sie brauchst, um deine Gedanken zu sortieren und etwas Kraft zu tanken. So kann es dann viel produktiver weitergehen und davon profitierst du deutlich mehr.

Wenn der Feierabendwecker klingelt, dann beende auch hier noch das Angefangene und notiere dir, was du morgen erledigen musst. So kannst du nichts vergessen und deine Gedanken müssen sich nicht ununterbrochen um deine Arbeit drehen. Die Selbstständigkeit geht mit viel Verantwortung einher und gerade am Anfang hat man häufig Angst, etwas zu versäumen oder denkt, man könnte doch noch mehr schaffen. Aber nicht nur Quantität, sondern auch Qualität ist wichtig. Und diese kannst du nur liefern, wenn dein Geist gereinigt und ausgeruht ist.

Mache daher nicht erst kurz vor dem Schlafengehen Feierabend, sondern achte darauf, dass du noch genügend Zeit hast, deine Gedanken zu ordnen und etwas zu meditieren. Wenn du Probleme damit hast, in den meditativen Zustand zu gelangen, weil dein Kopf voller Informationen zu explodieren droht, dann orientiere dich an der Hilfestellung zu Frage 5.

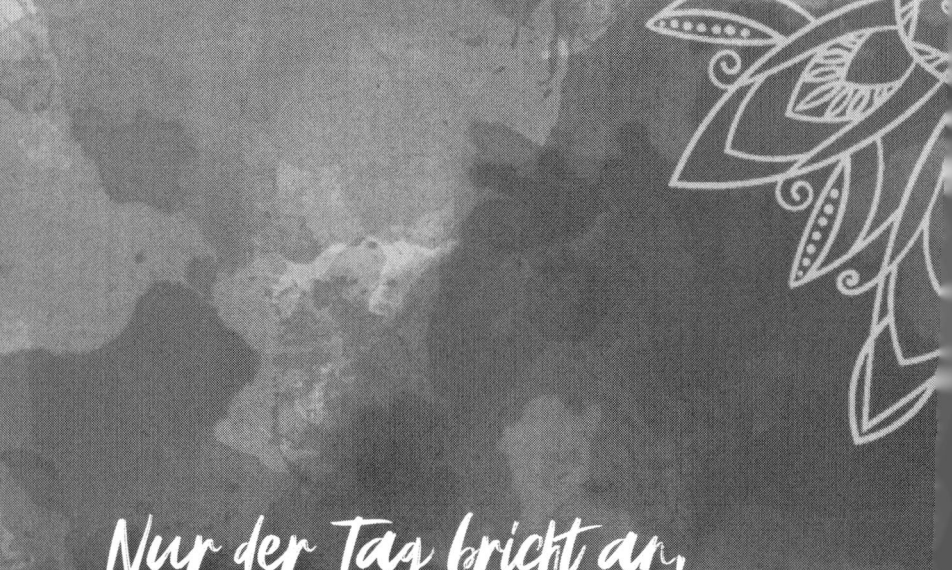

Nur der Tag bricht an,
für den wir wach sind.

- Henry Thoreau -

Ayurvedische Essensregeln

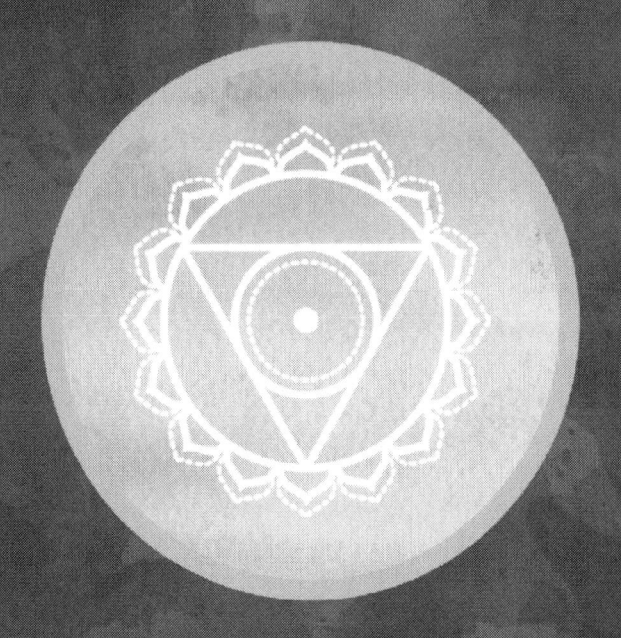

Welche Rolle das Verdauungsfeuer Agni für deine Gesundheit spielt, hast du bereits erfahren. Nur wenn es seinen Aufgaben gestärkt nachgehen kann, kannst du dich sämtlichem Ama entledigen und dafür sorgen, dass es sich nicht mehr anstaut. Es gilt also, Agni ordentlich zu nähren und anzuheizen. Das funktioniert unter anderem dank der richtigen Ernährung. Stelle dir vor, wie du versuchst, ein Lagerfeuer zum Lodern zu bringen. Ohne das richtige Brennmaterial ist das eine äußerst schwierige Angelegenheit. Das Gleiche gilt für dein Verdauungsfeuer. Es benötigt ebenfalls das optimale Material, das es anheizt und zwar in Form von Nahrung.

Das Ganze sollte unter Beachtung deiner persönlichen Dosha-Konstellation geschehen, denn auch von ihr hängt die Aktivität deines Agnis ab. Während sich der Pitta-Typ an einer sehr regen Verdauung erfreut, lässt sie beim Kapha-Typ häufig eher zu wünschen übrig. Beim Vata-Typ hingegen ist es ein ständiges Auf und Ab. Er muss daher besonders gut auf die Signale seines Körpers hören und dementsprechend handeln.

Gerade in der heutigen Zeit, in der alles gar nicht schnell genug gehen kann und jeder dauerhaft unter Strom steht, leidet Agni. Der Kontakt zum eigenen Inneren geht immer weiter verloren und wir verlernen, auf unseren Körper zu hören, weil wir schlichtweg nicht hinhören, wenn er versucht, uns etwas mitzuteilen. Deshalb wirst du es vermutlich nicht sofort bemerken, wenn Agni etwas Unterstützung benötigt.

Arbeitet die Verdauung nur noch unregelmäßig, fällt das den meisten erst auf, wenn es plötzlich zu Verstopfungen kommt oder der Bauch dauerhaft aufgebläht ist, obwohl du seit Stunden nichts gegessen hast. Spätestens dann solltest du deinem Agni endlich unter die Arme greifen. In der Regel sind dauerhafte Müdigkeit, Antriebslosigkeit und ein besonders unruhiger Schlaf erste Anzeichen eines immer träger werdenden Verdauungsfeuers, doch genau diese Signale sind es, die wir häufig herunterspielen und denen wir einfach keine Beachtung schenken. Auch ein sehr wechselhaftes Hungergefühl und kalte Hände und Füße können darauf hinweisen. Aber wie bringt man Agni denn nun wieder richtig in Gang?

Die oberste Regel ist: Nimm nur Dinge zu dir, die du auch vollständig verdauen kannst. Je träger dein Agni aktuell ist, desto leichter verdaulich müssen deine Speisen sein. Um ein Feuer anzuheizen braucht es Wärme. Siehe also nach Möglichkeit von kalten Speisen ab und erwärme sie. Auch weiche Nahrungsmittel lassen sich besonders leicht verdauen, weshalb du beispielsweise dein Gemüse dünsten solltest, anstatt einen Salat aus Rohkost zuzubereiten.

Ein Punkt, der immer wieder Probleme bereitet, obwohl das eigentlich eine Selbstverständlichkeit sein sollte, ist das ordentliche Kauen. Häufig wird empfohlen, jeden Bissen 50 Mal zu kauen. Aber wer zählt da schon mit? Das Essen soll doch genossen werden und in entspannter Atmosphäre stattfinden. Muss man sich nun dauerhaft darauf konzentrieren, wie oft man gerade kaut, ist das leichter gesagt als getan.

Im Grunde ist das Mitzählen auch überhaupt nicht notwendig. Achte einfach bei jeder Mahlzeit darauf, dass du dein Essen nicht hastig hinunterschlingst und einen großen Brocken nach dem anderen verschluckst. Damit nimmst du deiner Verdauung eine Menge Arbeit ab. Je größer die Stücke sind, die in deinem Verdauungstrakt ankommen, desto stärker wird Agni beansprucht und kommt ab einem gewissen Punkt einfach nicht mehr hinterher. Das Feuer wird immer kleiner und schon sind sie da, die Verstopfungen, Blähungen und Magenkrämpfe.

Gehörst du zu den Personen, die einfach immer unglaublich schnell essen, auch wenn sie alle Zeit der Welt haben? Dann zerkleinere einfach alle Zutaten, bei denen es sich anbietet. Statt Kartoffeln gibt es ab sofort einfach Kartoffelpüree, aus dem grob geschnittenen Gemüse wird ein fein geraspelter Salat oder du kochst einfach einmal wieder einen leckeren Eintopf, dessen Komponenten fast schon wie von allein im Mund zerfallen. Steht dir der Sinn nach ein paar leckeren Früchten, dann wirf sie zur Abwechslung einmal in den Mixer und zaubere dir einen leckeren Smoothie.

Möchtest du aktuell dein Gewicht reduzieren, dann lasse es langsam angehen. Du kannst Agni trainieren und an die veränderten Umstände gewöhnen, doch das braucht Zeit. Natürlich möchte jeder am liebsten von heute auf morgen gertenschlank sein, doch die Gesundheit wird dabei häufig vernachlässigt. Doch wie heißt es so schön: »In der Ruhe liegt die Kraft.« Das gilt auch für dein Verdauungsfeuer.

Mit Routine lässt es sich häufig viel besser arbeiten, findest du nicht auch? Übertrage das auch auf dein Agni. Versuche, sofern es dein Alltag zulässt, deine Mahlzeiten in regelmäßigen Abständen einzunehmen. So hat dein Agni genügend Zeit, all die zugeführte Nahrung in Ruhe zu verdauen und steht nicht plötzlich vor einem riesigen Berg Arbeit. Siehe daher auch von kleinen Snacks zwischendurch ab und konzentriere dich ausschließlich auf die drei Hauptmahlzeiten des Tages.

Doch auch ein stark loderndes Agni arbeitet nicht den ganzen Tag über in der gleichen Intensität. Es braucht am Morgen erst einmal etwas Zeit, um in Fahrt zu kommen, befindet sich am Mittag auf dessen Höchststand und wird dann langsam wieder schwächer. Diesem Rhythmus solltest du auch deine Essgewohnheiten anpassen, um all das, was du zu dir nimmst, wirklich vollständig verdauen zu können.

Um dein Agni nicht direkt zu überfordern, starte erst einmal mit einem warmen und nicht zu üppigen Frühstück in den Tag. Zur Mittagszeit nimmst du dann im Idealfall die Hauptmahlzeit des Tages zu dir. Ist dein Agni gesund und lodert kräftig, arbeitet deine Verdauung besonders intensiv. Fällt der Mittagsteller dann einmal etwas größer aus, ist das kein Problem. Übertreibe es aber nicht! Zu mehr als zwei Dritteln solltest du deinen Magen nicht füllen, egal bei welcher Mahlzeit. Merkst du, dass sich langsam ein Völlegefühl einstellt, dann höre auf zu essen. Iss nur so lange, bis du dich angenehm gesättigt fühlst. Egal, wie köstlich das gezauberte Gericht auch schmeckt, ignoriere die Sättigung nicht. Denke immer daran, dass dein Agni noch eine Chance haben muss, all das zu verdauen. Jeder Bissen, der in deinem Körper zurückbleibt, kann zu Ama werden und deine Gesundheit beeinträchtigen.

In der Nacht widmet sich dein Körper der Regeneration. Ist er dann allerdings noch mit dem Verdauen beschäftigt, wirst du dich nicht ausreichend erholen können. Den Körper kann sich nicht vollständig von Giftstoffen befreien und dein Geist kann all die Eindrücke, die du über den Tag gesammelt hast, nicht verarbeiten und sortieren. Du wachst genauso müde auf, wie du ins Bett gegangen bist und es fällt dir sehr schwer, dich auf der Arbeit zu konzentrieren und dir neue Dinge zu merken. Um das zu vermeiden, solltest du deine letzte Mahlzeit mindestens 3 Stunden vor dem Zubettgehen einnehmen und auf leichte Kost setzen. So hat dein Agni genug Zeit, seine Arbeit zu tun und dein Schlaf steht ganz im Zeichen der körperlichen und geistigen Regeneration.

Egal zu welcher Tageszeit, Essen soll Freude bereiten. Damit ist nicht nur das geschmackliche Erlebnis, sondern auch das Zubereiten gemeint. Verwende frische und unbehandelte Zutaten und verzichte auf fertige Gewürzmischungen. Je lebendiger die Zutaten noch sind, desto mehr Energie kannst du daraus gewinnen. Nimm die einzelnen Komponenten wahr, rieche daran und unterstreiche deren Eigengeschmack mit den passenden Gewürzen.

Fast Food und Fertiggerichte sind aus der heutigen Zeit nicht mehr wegzudenken, denn sie sparen Zeit und Aufwand. Doch aufgrund all der enthaltenen Geschmacksverstärker und künstlichen Aromen gerät der eigentliche Geschmack der einzelnen Zutaten völlig in Vergessenheit. Wie schmeckt eine Gurkenscheibe, wenn sie nicht auf dem Burger liegt? Welches Geschmackserlebnis halten aromatische Tomaten bereit, wenn sie nicht auf einer Tiefkühlpizza enden? Entdecke die Aromen, die die Natur ganz unbehandelt für dich bereithält, wieder neu und du wirst staunen, wie viel Freude allein das schon bereitet.

Natürlich ist nicht jeder ein begnadeter Koch und greift auch daher gern auf bereits vorgefertigte Speisen zurück. Doch nimm dir Zeit und probiere dich aus. Welche unbehandelten Zutaten schmecken dir besonders gut und welches deiner Lieblingsgerichte kann man mit ein paar kleinen Veränderungen ayurvedagerecht gestalten? Deiner Kreativität sind keine Grenzen gesetzt und vielleicht findest du im Kochen ja sogar ein neues Hobby, das gleichzeitig auch noch entspannt.

Wenn ein Gericht einmal nicht gelingt, dann gib nicht gleich auf. Niemand wurde als Profikoch geboren. Zwinge dich nicht dazu, Zutaten zu verwenden, die dir gar nicht schmecken, nur weil sie sich für eine ayurvedische Ernährung eignen. Es gibt zahlreiche Lebensmittel, die du verwenden kannst. Daher ist es überhaupt kein Problem, wenn dir etwas einmal nicht schmeckt.

Bleibe experimentierfreudig und habe den Mut, Lebensmittel zu testen, die du vorher vielleicht noch nie gegessen hast. Jeder kennt das Sprichwort: »Was der Bauer nicht kennt, isst er nicht.« Aber dabei verpasst der Bauer eine Menge.

Hast du ein leckeres ayurvedisches Gericht zubereitet, iss es bewusst. Versuche, die einzelnen Zutaten herauszuschmecken und deinen Gaumen wieder für natürliche Aromen zu sensibilisieren. Doch das funktioniert nicht, wenn dabei der Fernseher läuft oder die ganze Familie wild durcheinander redet. Es ist Zeit für neue Tischregeln. Elektronische Geräte haben beim Essen nichts verloren. Lege das Handy beiseite, lasse den Fernseher ausgeschaltet und auch die Musikanlage hat jetzt Sendepause. Reduziere die Tischgespräche auf das Nötigste und vermeide Diskussionen und Streitsituationen. Was jetzt zählt, sind du und das Essen, das vor dir steht.

Stelle dir jede einzelne Zutat, die du gerade schmeckst, bildlich vor und kaue gründlich. Je ruhiger du isst, desto besser nimmst du nicht nur die Geschmäcker, sondern auch das eintretende Sättigungsgefühl wahr. Stopfe deinen Magen nicht voll und bleibe vernünftig. Vielleicht wirst du am Anfang viel zu viel kochen, da deine Essgewohnheiten früher noch ganz andere waren. Lerne daraus und mache dir Notizen. So weißt du beim nächsten Mal genau, welche Anpassungen vorzunehmen sind.

Hat dir ein neu getestetes Gericht besonders gut geschmeckt, dann schreibe dir direkt auf, wie du es zubereitet hast. So erstellst du dein eigenes kleines Ayurveda Kochbuch mit all den Dingen, die du gern isst und kannst immer wieder darauf zurückgreifen.

Zu guter Letzt soll noch das Thema Trinken Erwähnung finden. Häufig wird empfohlen, vor dem Essen ein großes Glas Wasser zu trinken, um den Magen schon einmal vorzufüllen und demzufolge schneller satt zu werden. Was erst einmal logisch klingt, macht aus ayurvedischer Sicht betrachtet eher weniger Sinn. Vergiss nicht, dass in dir ein Feuer lodert, das gerade jetzt gut arbeiten soll. Löschst du es vorher mit Wasser ab, wirst du zwar vermutlich weniger essen, aber dennoch nicht alles verdauen können, denn Agni brennt nicht mehr stark genug. Stelle dir vor, du machst ein Lagerfeuer und möchtest etwas darüber grillen. Dann würdest du wahrscheinlich auch keinen Eimer Wasser darüber ausleeren, nicht wahr?

Selbstverständlich solltest du dennoch ausreichend Flüssigkeit zu dir nehmen, immerhin gilt Wasser als einer der essenziellen Bausteine des Lebens. Starte direkt mit einem Glas in den Tag, denn immerhin hast du in der Nacht über mehrere Stunden keinen Tropfen getrunken. Achte darauf, dass das Wasser eine angenehm warme Temperatur hat. Je kälter es ist, desto schwerer machst du es deinem Agni, in Fahrt zu kommen.

Warmes Wasser hingegen unterstützt dessen Erwachen am Morgen und beschleunigt das Ausscheiden von Ama. Im Idealfall kochst du das Wasser vorher etwa 10 Minuten lang ab. Je nach deinem Dosha-Typ kannst du entsprechende Kräuter und Gewürze hinzugeben. Während des Kochens kristallisieren sich die Stoffe, die sich im Wasser befinden aber nicht in den Körper gelangen sollen, wie beispielsweise Kalk, oder verdampfen. Zurück bleibt gereinigtes Wasser, dass dein Körper besonders gut aufnehmen kann. Hinzu kommt, dass das Wasser die Energie der Wärmequelle aufnimmt, direkt an dich abgibt und so Agni anheizt.

Eine Faustregel, wie viel Wasser du pro Tag trinken solltest, geben die ayurvedischen Lehren nicht vor. Orientiere dich an etwa 2 Liter aber höre auf deinen Körper. Wenn du Durst verspürst, dann trinke auch etwas und ignoriere dieses Signal nicht. Schließlich sendet dein Körper es nicht ohne Grund aus. Auch hier ist deine Dosha-Konstellation wieder einer der entscheidenden Faktoren. Pitta-Typen, die eng mit dem Element Feuer in Verbindung stehen, benötigen logischerweise mehr Flüssigkeit, als der Kapha-Typ, der das Element Wasser verstärkt in sich trägt. Vata-Personen bilden auch hier wieder die goldene Mitte.

Welche Nahrungsmittel für welchen Dosha-Typ?

Herauszufinden, welcher Dosha-Typ du bist, bildet die Grundlage für alles, so auch für die richtige Ernährung. Zwar gibt es pauschale Empfehlungen, wie ayurvedische Gerichte aussehen sollten, allerdings sind sie nicht für jede Dosha-Konstellation die richtigen. Beispielsweise werden häufig warme Speisen empfohlen, doch wer dem Element Feuer sehr nahe steht, ist damit eher weniger gut beraten. So gilt es, in sich selbst hineinzuhorchen, um zu erkennen, auf welches Dosha die aktuellen Beschwerden, falls vorhanden, zurückzuführen sind. Plagen dich keine Probleme und du möchtest, dass das auch so bleibt, dann orientiere dich bezüglich der richtigen Ernährung an deinem dominierenden Dosha.

Vorweg sei gesagt, dass es sich im Folgenden um Empfehlungen handelt, denn anders sieht Ayurveda das auch nicht vor. Die ayurvedischen Lehren geben keine Regeln vor, sondern sprechen lediglich Empfehlungen aus. Wie bereits angemerkt können nur die wenigsten Personen eindeutig einem Dosha zugeordnet werden. Beim Großteil handelt es sich um Mischtypen, was es noch wichtiger macht, gründlich in sich hineinzuhorchen und herauszufinden, welches Dosha gerade erhöht ist. Anhand dessen richtest du dann deine Ernährung aus. Die folgenden Ausführungen geben dir eine kleine Hilfestellung, um herauszufinden, was dir guttut.

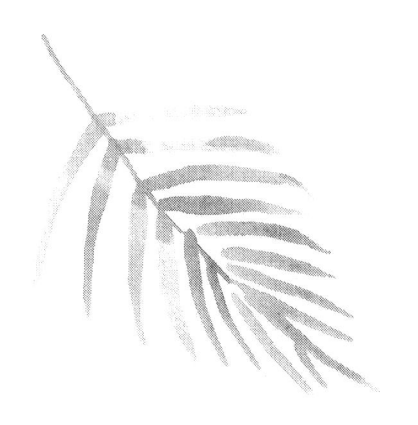

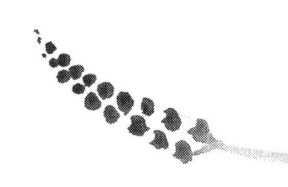

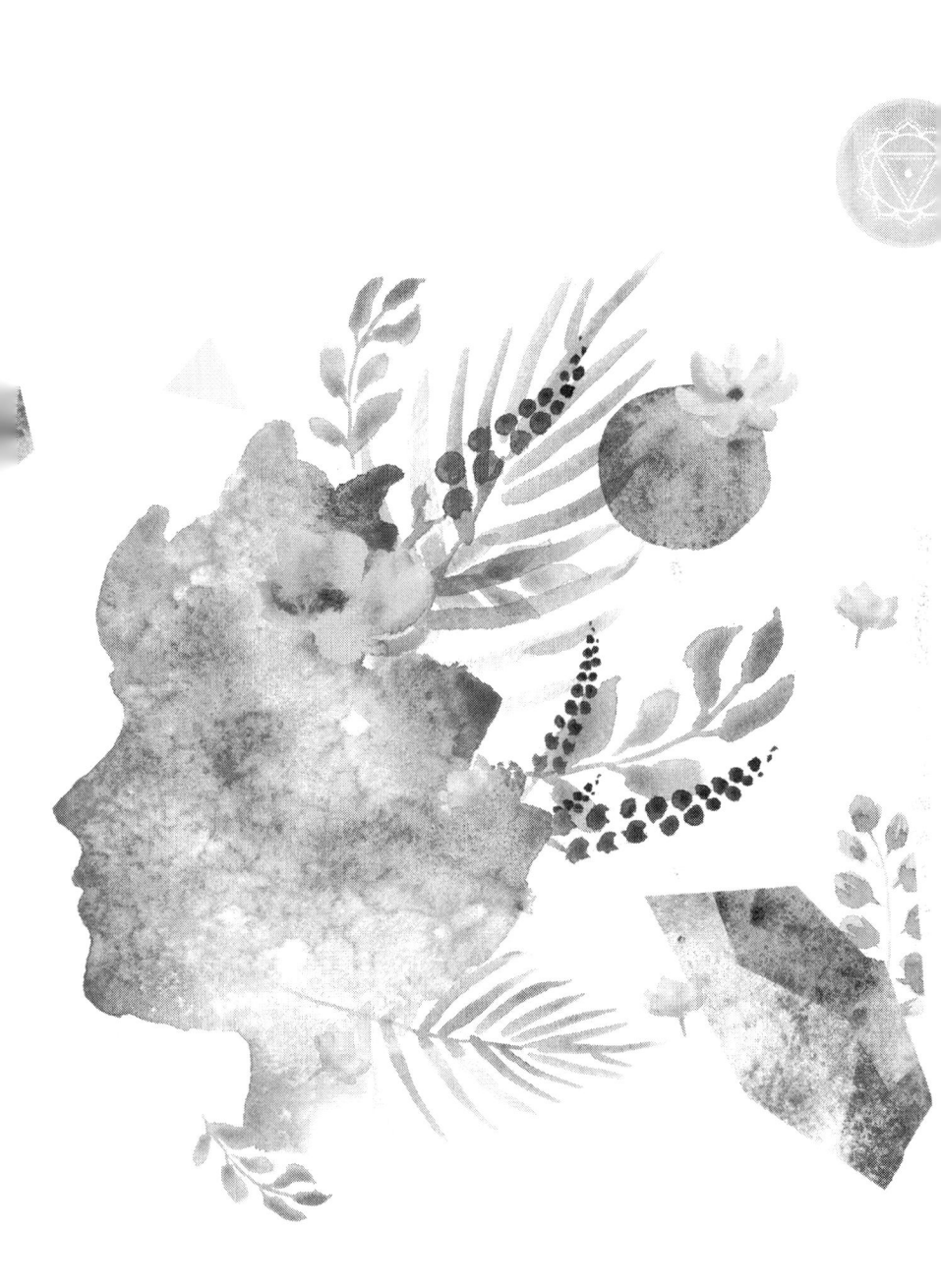

VATA

Als Vata-Typ stehst du ständig unter Strom und könntest produktiver kaum sein. Was einerseits gar nicht mal so schlecht klingt, kann deinen Körper andererseits ganz schön durcheinander bringen. Was du brauchst, ist Regelmäßigkeit und Beständigkeit. Dass dein Körper regelmäßig Nahrung benötigt, steht außer Frage aber wichtig ist auch das wann und wie. Versuche so gut es geht, feste Essenzeiten einzuhalten. Dein Agni unterliegt ebenfalls der für Vata-Personen typischen Wechselhaftigkeit, weshalb du dich nicht ausschließlich auf dein Hungergefühl verlassen solltest.

Ayurveda empfiehlt zwar, sich an den Signalen des Körpers zu orientieren aber bei sehr ausgeprägtem Vata kannst du das Essen auch schnell einmal vergessen, denn du hast nicht regelmäßig Hunger. Ist es an der Zeit zu essen aber du fühlst dich überhaupt nicht danach, dann lass es ruhig angehen. Auch wenn gerade Mittagszeit ist und die Hauptmahlzeit ansteht, musst du sie nicht in dich hineinzwingen. Iss, solange es sich gut anfühlt und höre einfach auf, wenn du genug hast, auch wenn du deutlich weniger geschafft hast als sonst. Ist dein Agni gerade einfach nicht so aktiv, wie es um die Zeit eigentlich sein sollte, dann überfordere es nicht.

Ist dein Appetit allerdings deutlich stärker als sonst, dann gib Acht, dass du dich nicht zu sehr vollstopfst. Auch wenn dein Hungergefühl noch nicht eintritt, solltest du nicht plötzlich die doppelte Menge verspeisen. Natürlich gibt es Tage, an denen man einfach ein bisschen mehr Hunger hat. Dann kann selbstverständlich auch einmal ein Löffel mehr auf dem Teller landen aber steige nicht plötzlich von einer Kinder- auf eine Jumbo-Portion um. Ein regelmäßiger Ablauf, um dennoch in richtigem Maße und zur rechten Zeit zu essen, ist für den Vata-Typen daher umso wichtiger.

Doch Vata ist nicht nur schnell, sondern auch kalt und trocken, weshalb diesen Attributen entgegengewirkt werden soll. Das bedeutet, dass vor allem warme Gerichte, die mit ausreichend Flüssigkeit angereichert wurden, auf deinem Speiseplan stehen sollten. Zaubere zu jeder Mahlzeit eine leckere Soße oder serviere einfach gleich einen frischen Eintopf. Koche ihn am besten aus verschiedenem Wurzelgemüse wie Süßkartoffeln, Karotten und Kohlsorten deiner Wahl. Alles, was direkt unter der Erde wächst, tut dir gut, denn es gibt dir die Festigkeit, die du als wechselhafter Vata-Typ brauchst.

Nüsse und Samen schenken dir dank der enthaltenen Fette Kraft. Allerdings sind sie in großen Mengen nur schwer zu verdauen. Da dein Agni sehr wechselhaft ist, solltest du sie also in Maßen genießen. Eine Handvoll auf den Tag verteilt ist allerdings unbedenklich. So kannst du dir beispielsweise sorglos ein paar Mandeln oder auch Kokosraspeln in den morgendlichen Haferbrei geben oder ein paar Kürbiskerne über den Gemüseeintopf streuen. Von Macadamia- und Paranüssen ist in großen Mengen abzuraten. Auch Avocado gilt dank seiner natürlichen Fette als bedeutsamer Kraftspender, der für Standhaftigkeit in deinem wechselhaften Leben sorgt.

Wenn es um Obst geht, vertraue auf deine Sinne. Süße Früchte gelten als nährend und beruhigend, während saure Vertreter anregend wirken. Da du als Vata-Typ sehr wechselhaft bist, greifst du bestenfalls auf Ersteres zurück. Saure Beeren, grüne Trauben, Kiwis und Zitronen eignen sich nicht für dich. Mit Melonen, Birnen und süßen Äpfeln bist du besser bedient.

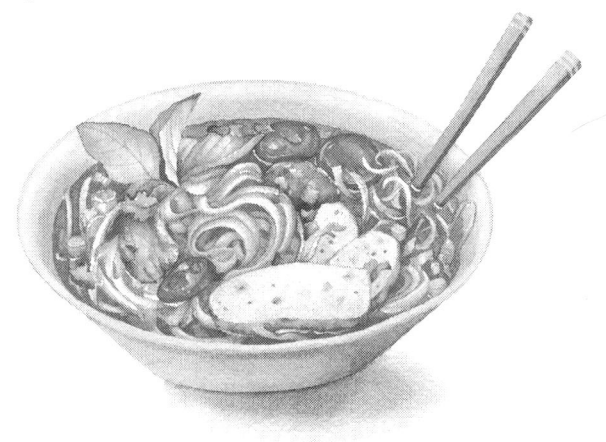

Pitta

Als Pitta-Typ herrscht das Element Feuer in deinem Körper vor. Dieses nun noch anzuheizen, ist also nicht gerade ratsam. Da Pitta in deinem Verdauungstrakt ansässig ist, ist es ständig auf der Suche nach Nahrung, die es verbrennen kann. Dein Hungergefühl ist demzufolge besonders stark ausgeprägt und Agni arbeitet sehr fleißig. Lasse also nach Möglichkeit keine Mahlzeit ausfallen. Hast du einmal einfach keinen Hunger, dann greife auf besonders leichte Kost zurück oder wähle eine vergleichsweise eher kleine Portion. Gibst du dem lodernden Feuer in dir allerdings nichts, was es verbrennen kann, sucht es sich etwas anderes und kann dabei durchaus Schaden in deinem Körper anrichten.

In der Regel empfiehlt Ayurveda, warme Speisen zu sich zu nehmen, denn sie sind besonders leicht bekömmlich. Doch wenn Pitta in deinem Körper erhöht oder generell dein vorherrschendes Dosha ist, kann sich das genau gegenteilig auswirken. Beispiele wie dieses zeigen, wie wichtig es ist, sich gut zu informieren und herauszufinden, welchem Dosha-Typ man angehört und welche Beschwerden worauf zurückzuführen sind.

Als Pitta-Person kannst du durchaus kalte Speisen und Getränke zu dir nehmen und musst nicht alles dünsten. Rohkost bereitet dir keine Probleme, denn dein Agni arbeitet gut genug, um damit fertig zu werden. Dein Hauptaugenmerk sollte darauf liegen, das Element Feuer im Zaum zu halten, um der Entstehung von Ama weitestgehend entgegenzuwirken.

Doch auch wenn deine Verdauung einwandfrei funktioniert, sieh das nicht als Freifahrtschein, alles in dich hineinzustopfen, wonach dir gerade der Sinn steht. Deine Gesundheit hängt nichtsdestotrotz von deiner Ernährung ab. Nimmst du nur Dinge zu dir, die deinem Körper einfach nichts Sinnvolles liefern, kann er davon auch nicht profitieren und Ama wird sich trotz loderndem Agni anstauen. Ist das, was du deinem Körper zuführst, ungesund, wird er es auch werden. Achte außerdem darauf, dass du ausreichend trinkst. Aufgrund deiner engen Verbundenheit zum Element Feuer ist dein Flüssigkeitsbedarf erhöht. Habe am besten immer eine Flasche Wasser griffbereit und trinke regelmäßig daraus. Warte nicht erst darauf, bis du großen Durst bekommst, sondern lasse es am besten gar nicht erst so weit kommen. So entgehst du nicht nur der Gefahr, dass dein Körper austrocknet, sondern lischst die Flammen des Feuers immer wieder auf ein Neues etwas ab.

Zum Trinken eignet sich beispielsweise ein abgekühlter Minztee sehr gut, denn die Blätter der Pflanze haben einen kühlenden Effekt. Du kannst sie ganz einfach in deinem Garten oder auf dem Balkon einpflanzen und pflückst dir jeden Tag frische Blätter zum Aufbrühen.

Vermeide Lebensmittel, die durstig machen. Besonders salziges Essen und stark zuckerhaltige Süßspeisen sind mit Vorsicht zu genießen. Nutze Salz so selten wie möglich und greife stattdessen lieber auf andere Gewürze zurück. Die Liste ist so lang und dennoch benutzen die meisten lediglich Salz und Pfeffer. Auf letzteres solltest du übrigens auch verzichten, denn die Schärfe heizt das Feuer nur noch mehr an. Probiere dich aus und lerne immer einmal wieder etwas Neues aus der Gewürzpalette kennen. Wie wäre es beispielsweise mit Kurkuma oder Kardamom?

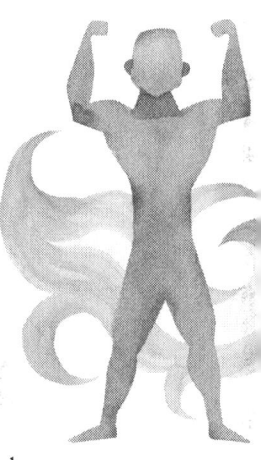

Der Pitta-Typ neigt zu Übersäuerung. Für dich ist also eine basische Ernährung optimal. Alles, was sauer, scharf oder sehr bitter ist, ist in Maßen zu genießen. Auch Schweinefleisch und Produkte aus Weißmehl sollten nur in geringen Mengen auf dem Teller landen. Ersetze beispielsweise deine geliebten Weizennudeln durch ein paar Kartoffeln oder Reis. Wenn du Lust auf Fleisch hast, gibt es anstelle des Schweinesteaks dann einfach einmal etwas Geflügel. Hinzu kommt ein Salat aus frischem Gemüse. Gurken oder Kopfsalat eigenen sich besonders, denn sie wirken nicht nur kühlend, sondern enthalten zudem sehr viel Wasser.

Auch leicht bittere Gemüsesorten wie Rucola, Chicorée und Artischocken können Platz auf deinem Teller finden, denn sie wirken kühlend. Übertreibe es damit allerdings nicht, denn sie können deinen Appetit anregen, doch dieser lässt bei dir als Pitta-Typ in der Regel nicht zu wünschen übrig.

Kapha

Das Kapha Dosha wird unter anderem als schwer und träge beschrieben, was sich in deinem Agni widerspiegelt. Es benötigt etwas Nachhilfe, denn es arbeitet nur sehr langsam. Es gilt also, den Stoffwechsel mithilfe der richtigen Ernährung ordentlich in Schwung zu bringen. Bei dir kommen demnach, ähnlich wie beim Vata-Typ, warme Speisen auf den Teller und auch etwas Schärfe tut dir gut. Damit unterstützt du nicht nur dein träges Agni, sondern wirkst auch einem weiteren Kapha-Attribut entgegen, nämlich kalt.

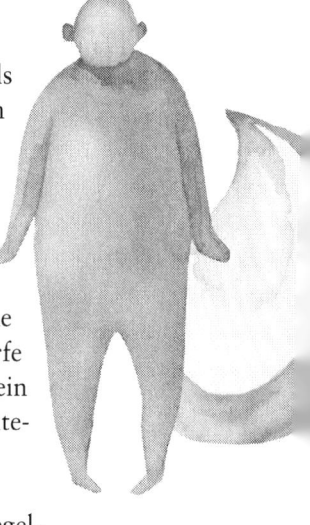

Als Kapha-Typ fällt es dir häufig schwer, regelmäßig zu essen, denn du hast manchmal einfach keinen Hunger. Doch wenn du nichts isst, hat dein Agni keine Aufgabe und wird nur noch träger. Du landest also in einem Teufelskreis. Solltest du wirklich absolut keinen Hunger haben, dann nimm wenigstens eine kleine Portion zu dir.

Auch Heißhungerattacken kennst du bei zu hohem Kapha nur zu gut. Die Hand wandert dann schnell zu Süßigkeiten und genau hier lauert der nächste Teufelskreis. Kapha wird auch als süß beschrieben. Gibst du Heißhungerattacken nach, erhöhst du dieses Dosha also noch weiter, obwohl du doch das genaue Gegenteil erreichen möchtest. Konzentriere dich also auf die Hauptmahlzeiten und iss wenigstens eine kleine Portion. Sagt dein Körper einfach »Nein!«, weil dein Agni nicht hinterherkommt, dann zwinge dich nicht zu größeren Portionen. Zu schwer sollten deine Speisen ohnehin nicht sein, denn auch das ist eines der Attribute, die Kapha charakterisiert.

Deine ideale Mahlzeit ist warm, etwas scharf, frei von Rohkost und dennoch leicht. Suppen und Pürees sind genau das Richtige für dich, denn damit nimmst du Agni eine Menge Arbeit ab. Wie in einem früheren Abschnitt bereits erklärt, ist es wichtig, das Essen gut zu kauen, vor allem, wenn Agni recht träge ist. Iss langsam, gewissenhaft und schlinge nicht alles in dich hinein. Je schlechter zerkleinert die Nahrung ist, die du hinterschluckst, desto mehr Arbeit muss Agni schließlich aufwenden. Wenn du direkt auf Suppen und Pürees setzt, ist die Gefahr, zu große Stücke zu schlucken, deutlich minimiert, denn schließlich gibt es dann sowieso nicht mehr viel zu kauen.

Bei einem warmen Frühstück denkst du sicherlich zuerst an Haferbrei. Das ist erst einmal ein guter Ansatz, allerdings liegt gekochter Hafer eher schwer im Magen und könnte für dich als Kapha-Typ Probleme mit sich bringen. Gleiches gilt für Reis und Weizenprodukte. Greife alternativ auf Amaranth, Buchweizen oder Quinoa zurück. Weizenprodukte kannst du ganz leicht durch Dinkel oder Roggen ersetzen.

Im Kräuter- und Gewürzregal hast du freie Wahl. Achte lediglich darauf, nicht übermäßig viel Salz zu verwenden. Doch bei all der Vielfalt wird dir das am Ende vermutlich gar nicht auffallen.

Geht es an das ideale Getränk, um Kapha zu reduzieren, steht Ingwertee ganz oben auf der Liste. Bisher hast du ihn wahrscheinlich immer dann getrunken, wenn du erkältest warst oder das Gefühl hattest, es bahnt sich etwas an. Grund dafür ist seine belebende Wirkung. Die angenehme Schärfe heizt dein Verdauungsfeuer ordentlich an und Ama hat keine Chance sich anzustauen. Genau das machst du dir als Kapha-Typ zunutze und brühst dir regelmäßig ein Tässchen auf. Trinke den Tee allerdings nicht mehr kurz vor dem Schlafengehen, denn dessen belebende Wirkung kann dir dann zum Verhängnis werden. Immerhin möchtest du rechtzeitig einschlafen und dich in der Nacht optimal erholen können.

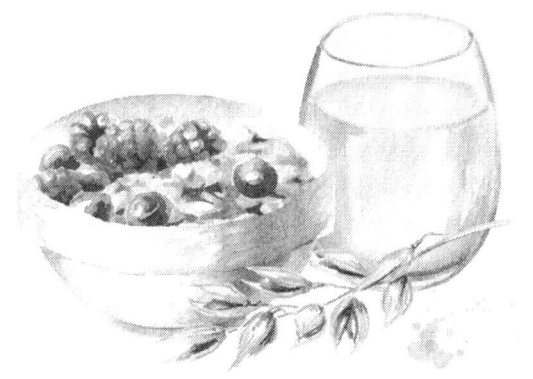

Integration in den Arbeits- & Familienalltag

Das Essen spielt eine wichtigere Rolle im Leben, als du ihm bisher vielleicht zugestanden hast. Es bildet die Grundlage für deine körperliche Konstitution. Erholsamer Schlaf, Meditation, ayurvedische Anwendungen und all die anderen bereits erwähnten Dinge bringen dich nicht zum Erfolg, solange du deinem Körper nicht das Brennmaterial gibst, das deiner Dosha-Konstellation entspricht und das den Empfehlungen des Ayurveda möglichst nahe kommt.

Doch auch hier macht einem der Alltag schnell einen Strich durch die Rechnung. Das bedeutet aber nicht, dass nun alles umsonst war. Natürlich gibt es auch in dieser Hinsicht ein paar Tricks, wie du es dennoch schaffst, die ayurvedische Ernährungsweise mit deinem Alltag zu vereinen. 10 häufig aufkommende Fragen zu diesem Thema werden im Folgenden beantwortet.

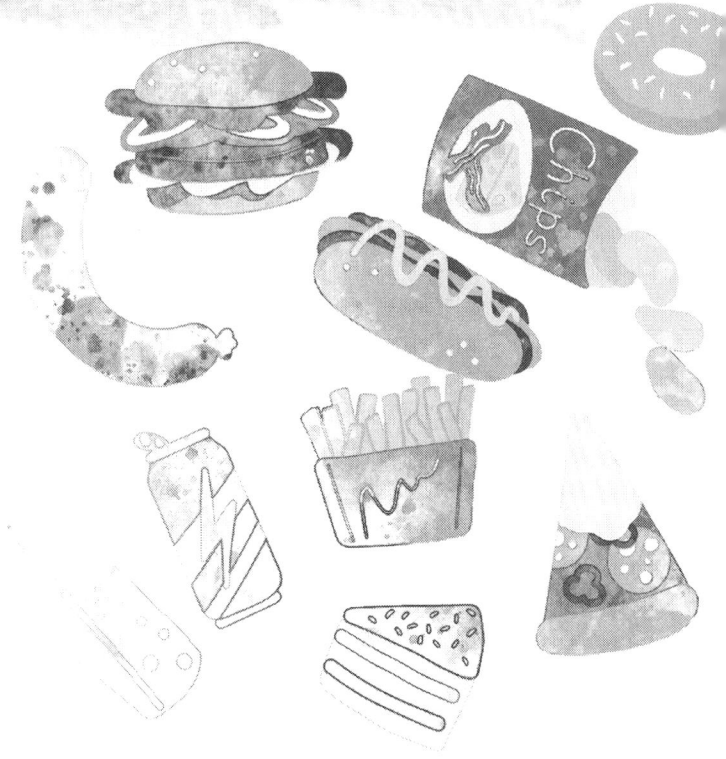

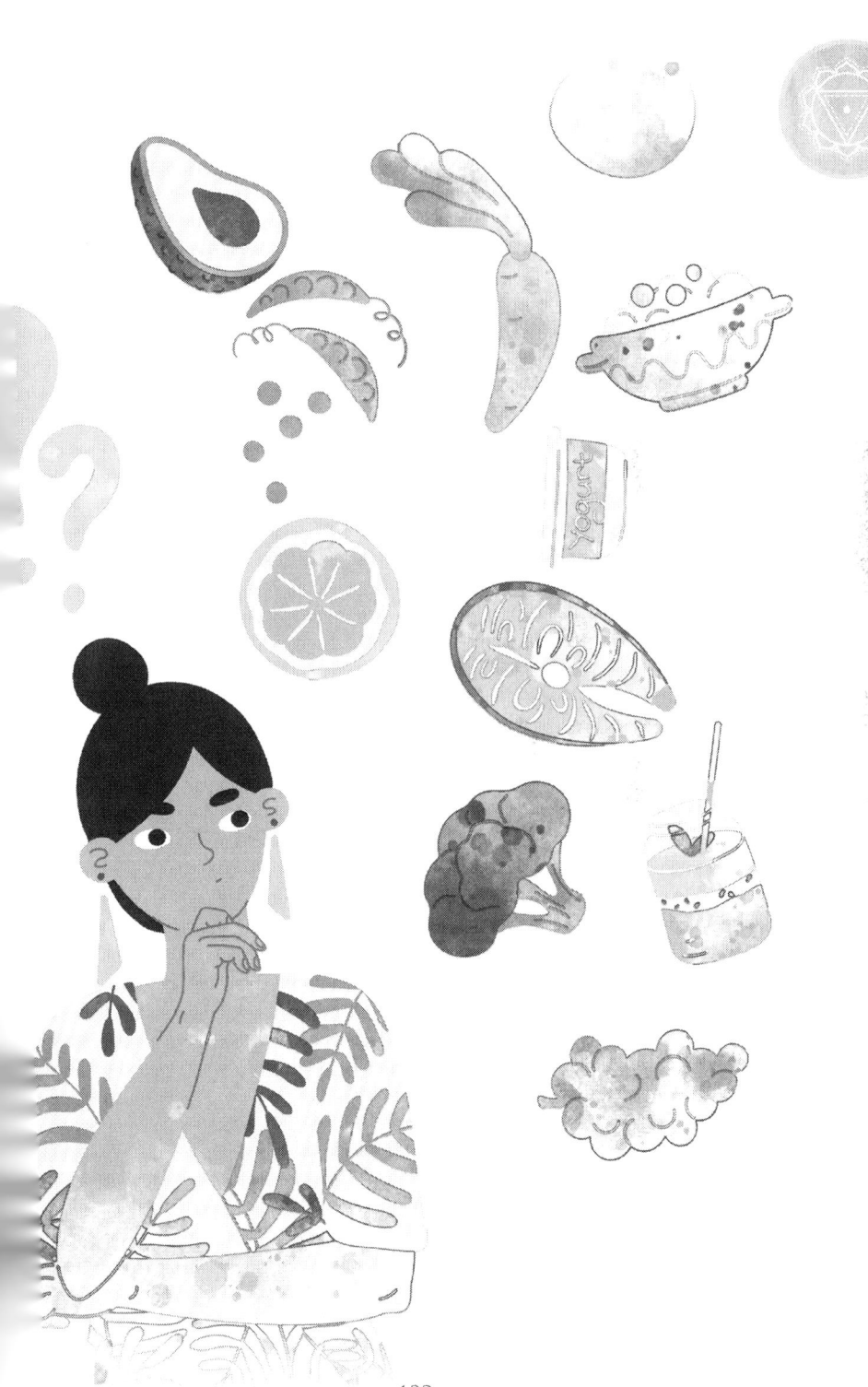

1. Ich bekomme früh am Morgen einfach noch nichts runter. Gibt es eine Alternative für mich?

Dein Frühstück bildet die Grundlage für deinen Tag. Um ihn voller Energie starten zu können, ist es unabdingbar. Am Morgen ist dein Agni generell noch nicht sehr aktiv, denn auch das muss erst in Fahrt kommen. Deshalb sollte dein Frühstück so leicht verdaulich wie möglich sein. Arbeitet dein Agni aufgrund deiner persönlichen Dosha-Konstellation den ganzen Tag über eher langsam, ist es nicht verwunderlich, dass du morgens noch überhaupt keinen Hunger verspürst. Gerade, wenn du noch in der Anfangsphase steckst und deinen Körper noch an das frühe Aufstehen gewöhnst, ist das keine Seltenheit.

Doch zum Glück kannst du dein Agni trainieren. Gib ihm Brennstoff, denn womit soll es denn sonst überhaupt arbeiten? Ein Feuer kann nur lodern, wenn es das entsprechende Brennmaterial bekommt. Setze dich nicht unter Druck, denn du bist keineswegs allein mit diesem Problem. Taste dich langsam voran. Ayurveda empfiehlt, das Frühstück während der Kapha-Zeit einzunehmen. Du bist also nicht gezwungen, schon kurz nach dem Aufstehen zu essen – wobei Ayurveda dich generell zu nichts zwingt, sondern nur Empfehlungen ausspricht –, sondern hast eine Zeitspanne von 4 Stunden zur Verfügung. Du kannst also getrost auch erst um 9 Uhr frühstücken, wenn du dich damit wohler fühlst und dein Alltag es zeitlich zulässt.

Beginnst du sehr früh zu arbeiten oder musst die Kinder zeitig zur Schule bringen, muss eine andere Lösung her. Ist der häufig empfohlene warme Haferbrei dann einfach zu viel für dich, starte mit einer kleinen Portion und gib etwas mehr Flüssigkeit hinzu als gewohnt oder bereite dir gleich einen leckeren Haferdrink zu. Haferflocken, Wasser oder Milch deiner Wahl und ein paar deiner Lieblingsfrüchte landen im Mixer, werden anschließend erwärmt und schon hast du ein kleines, sehr leicht verdauliches Frühstück.

Hat sich dein Agni einmal daran gewöhnt, dass es nun am Morgen immer etwas bekommt, das es verbrennen kann, wird es das täglich einfordern und sich durch das bisher ausgebliebene Hungergefühl bemerkbar machen.

2. Wie soll ich von meinem geliebten Kaffee loskommen?

Hierzulande ist Kaffee nicht einfach nur Kaffee. Es ist ein Ritual, ein Stück Kultur. Den Morgenkaffee gibt es zum Wachwerden, nachmittags folgt die Kaffeepause und am Wochenende treffen wir uns zum Kaffeekränzchen. Aus ayurvedischer Sicht vertritt Kaffee aufgrund seines bitteren Geschmacks die Elemente Luft und Äther. Bist du ein Kapha-Typ, kannst du dir also ab und an ein Tässchen Kaffee genehmigen, denn es senkt dieses Dosha. Achte allerdings darauf, dass es beim gelegentlichen Genuss bleibt und sich nicht langsam wieder in deinen Alltag einschleicht.

Als Vata-Typ solltest du jedoch wirklich weitestgehend auf das Heißgetränk verzichten, denn dieses Dosha wird durch Kaffee stark erhöht. Solltest du dich dennoch einmal in einer Situation befinden, beispielsweise in einem wichtigen Geschäftstreffen, und du kannst ihn einfach nicht ausschlagen, dann trinke ihn mit viel Milch oder Sahne und nach Möglichkeit nicht mehr am Nachmittag, wenn dein Agni wieder weniger aktiv wird. Pitta-Personen hingegen bilden die goldene Mitte.

Du merkst, Ayurveda spricht kein Kaffeeverbot aus, sondern fordert dazu auf, ihn bewusst zur Beeinflussung der Doshas zu trinken. Sind dein Vata und Pitta zu niedrig und Kapha zu hoch, kann er dir helfen, wieder aktiver zu werden und dich von innen zu wärmen. Du kannst dich wieder besser konzentrieren und die Dinge klarer sehen. Genau zu diesem Zweck kannst du ab und zu auf Kaffee zurückgreifen aber Teil des täglichen Lebens sollte er keineswegs sein.

Ist das Kaffeetrinken für dich allerdings mittlerweile schon ein festes Ritual, das du mehrmals am Tag vollziehst, dann suche dir eine Alternative. Vielleicht hast du schon einmal vom ayurvedischen Kaffee gehört. Es gibt zahlreiche Varianten, die beispielsweise Ingwer, Anis, Zimt und Kardamom beinhalten. Spiele etwas mit den Zutaten und finde eine Zusammensetzung, die dir schmeckt.

3. Ich bin berufstätig und kann mir mein Essen nicht immer frisch zubereiten. Was kann ich in der Mittagspause essen?

Ayurveda empfiehlt, jede Mahlzeit so frisch wie möglich zuzubereiten. Je früher du das Gericht gekocht hast, desto mehr Lebensenergie verliert es, die es an deinen Körper abgeben kann. Sich auf der Arbeit einfach einmal schnell ein Mittagessen zu kochen ist in der Regel allerdings kaum möglich. Zählst du zu den Glücklichen, die sich in der Nähe etwas frisch und gesund Zubereitetes kaufen können, dann nutze das. Doch das Glück haben die wenigsten. Lasse in dem Fall die Finger von dem, was dir das Schnellrestaurant um die Ecke bietet, denn du weißt weder wie noch wann es zubereitet wurde.

Auch das Mikrowellengericht aus dem Supermarkt lässt du lieber stehen. Mikrowellen nehmen deinem Essen die letzte Lebensenergie und du nimmst im Grunde nur noch totes Gewebe zu dir, das dein Agni belastet und mit recht hoher Wahrscheinlichkeit zur Entstehung von Ama führt. Nichts zu essen, ist natürlich auch keine Lösung. Bereite dir am besten zu Hause etwas zum Mitnehmen vor, das nicht aufgewärmt werden muss. Im Idealfall hast du am Morgen etwas Zeit dafür. Falls nicht, dann verlege das Ganze auf den Vorabend.

Da du dein vorbereitetes Essen nach Möglichkeit nicht wieder aufwärmen solltest, hole es rechtzeitig aus dem Kühlschrank auf der Arbeit heraus, sodass es wenigstens Raumtemperatur hat, wenn du in die Pause gehst. Auch wenn dein Agni am Mittag auf Hochtouren arbeitet, solltest du es nicht unnötig belasten. Bist du Kapha-Typ oder dieses Dosha ist aktuell erhöht, ist es allerdings auch kein Problem, wenn du das einmal vergisst.

Gerichte, die du gut kalt essen kannst, sind unter anderem Suppen. Eine leckere Gemüsesuppe muss nicht unbedingt warm sein und schmeckt dennoch gut. Du kannst dir beispielsweise auch einen Reis- oder Kartoffelsalat mit gedünstetem Gemüse vorbereiten.

4. An einem besonders vollgepackten Tag brauche ich zwischendurch manchmal einfach etwas Nervennahrung. Wie komme ich von Schokoriegel & Co. los und ersetze sie?

Snacks zwischen den Hauptmahlzeiten sieht die ayurvedische Ernährungsweise nicht vor. Die Frage ist, naschst du gerade tatsächlich etwas, um dein Gehirn mit schneller Energie zu versorgen oder gibt dir die Beschäftigung des Kauens das Gefühl, konzentrierter zu sein? Hier gilt es, ganz klar zu differenzieren.

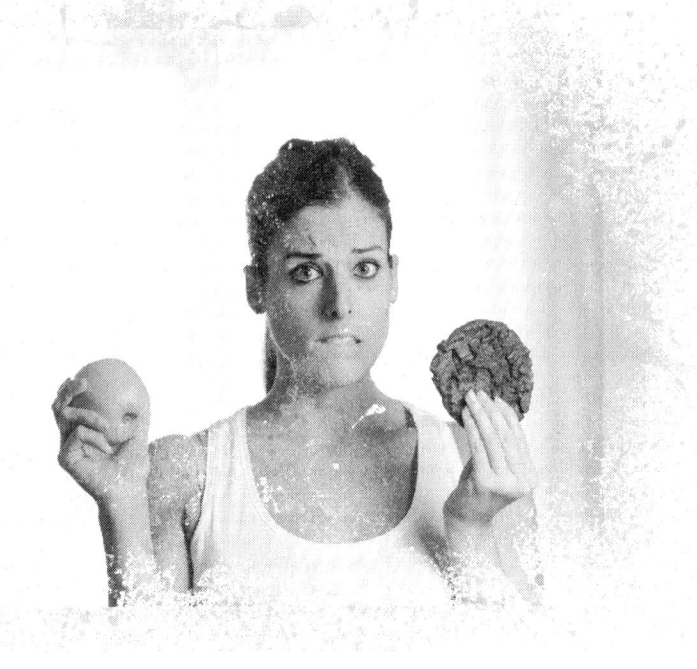

Geht es tatsächlich nur um das Kauen an sich, dann steige beispielsweise auf Früchte um, die deiner Dosha-Konstellation entsprechen. Als Vata-Typ bieten sich süße Beeren, Bananen oder Datteln an. Von Trockenfrüchten solltest du absehen, denn aufgrund der fehlenden Flüssigkeit läufst du damit Gefahr, Vata noch weiter zu erhöhen.

Da Pitta-Personen dazu neigen, zu übersäuern, sind saure Früchte nicht das Richtige für dich. Auch sehr süßes und trockenes Obst ist eher weniger für dich geeignet, denn sie würden das in dir ohnehin schon vorherrschende Element Feuer nur noch mehr anheizen. Optimal sind für dich Wassermelonen, denn sie sind weder sauer noch zu süß und enthalten viel Flüssigkeit, die Pitta im Zaum hält.

Bist du ein Kapha-Typ, dann sind auch für dich süße Früchte eher nicht zu empfehlen. Greife besser auf leicht säuerliches Obst wie Äpfel oder Trauben zurück.

Schreit dein Kopf tatsächlich nach Energie, dann habe immer eine Nussmischung parat. Die gesunden Fette schenken dir schnell Kraft. Doch wie bereits erwähnt sind sie in Maßen und nicht in Massen zu genießen. Je fettiger die Nuss, desto mehr Belastung bedeutet sie für dein Agni und du wirst müder und träger. Damit erzielst du also genau das Gegenteil.

Macadamia- und Paranüsse beispielsweise zählen zu den öligsten Vertretern und sind daher nicht die beste Wahl. Mit Cashewkernen und Pistazien bist du deutlich besser beraten. Entscheidest du dich für Pistazien, dann nimm ungeschälte. So haben deine Finger gleichzeitig noch etwas zu tun, wenn du zu den Personen zählst, die eine unterschwellige Nebenbeschäftigung brauchen, um sich besser zu konzentrieren.

5. Unsere Hauptmahlzeit gibt es eigentlich am Abend, denn erst dann kommt die ganze Familie zusammen und mittags ist auf der Arbeit einfach keine Zeit. Ist das in einen ayurvedischen Tagesablauf integrierbar?

Das gemeinsame Essen am Abend gehört für die meisten einfach dazu und bildet den perfekten Abschluss des Tages. Die ayurvedischen Lehren empfehlen zwar, die Hauptmahlzeit am Mittag einzunehmen, doch das ist nicht immer realisierbar. Auch wenn du dir zu Hause etwas vorbereitet hast, bedeutet das schließlich noch lange nicht, dass du auch ausreichend Zeit hattest, es zu essen. In diesem Fall kannst du sie natürlich auf den Abend verlegen, auch wenn das nicht optimal ist. Achte dann allerdings darauf, dass das so früh wie möglich geschieht. Dein Agni wird im Laufe des Tages schließlich immer schwächer. Es sollte in jedem Fall noch während der Kapha-Zeit eingenommen werden, denn sobald die Pitta-Zeit beginnt, reduziert sich deine Körperaktivität stark. Aus diesem Grund, solltest du dann im Idealfall ohnehin bereits im Bett sein.

Generell sollte das Abendessen mindestens 3 Stunden vor dem Schlafengehen auf dem Tisch stehen. So hat dein Körper noch genug Zeit, um alles vollständig zu verdauen und kann sich in der Nacht voll und ganz auf die Regeneration konzentrieren. Isst du erst kurz vor deiner Zubettgehzeit, wird dein Schlaf mit hoher Wahrscheinlichkeit sehr unruhig sein und du büßt wertvolle kraftspendende Stunden ein. Diese Kraft wird dir am nächsten Tag fehlen.

6. Ich komme erst spät nach Hause und dann soll es in der Küche möglichst schnell gehen. Welche Tipps gibt es für mich?

Wer in der Spätschicht arbeitet, kommt nicht selten erst nach Hause, wenn das Abendessen eigentlich schon bereitstehen sollte. Sofern du niemanden bitten kannst, das Kochen an Tagen wie diesen für dich zu übernehmen, dann hast du durchaus die Möglichkeit, ein paar Dinge bereits am Morgen vorzubereiten.

Am mühseligsten ist wohl das Vorbereiten des Gemüses. Kartoffeln schälen, Zwiebeln hacken, Gemüse waschen und klein schneiden – das dauert ein Weilchen. Wenn du das schon vor der Arbeit erledigst, sparst du dir eine Menge Zeit. Generell kannst du alle Schritte, die vor dem eigentlichen Kochen, also dem Erhitzen der Zutaten, nötig sind, bereits im Vorfeld durchführen. Dazu zählt beispielsweise auch das Einrühren von Soßen, die du dann nur noch aufkochen musst. Lagere das Ganze einfach im Kühlschrank zwischen und am Abend landet alles ohne große Umwege im Topf.

Nichtsdestotrotz gilt, je frischer du alles zubereitest, desto besser kann dein Körper davon nähren. Wenn du am Abend Zeit hast, dann nutze sie also auch. Ist dem aber nicht so, dann lasse wenigstens den Schritt des eigentlichen Kochens im Vorfeld weg. So umgehst du immerhin das mehrfache Aufwärmen der Speisen, was nur noch mehr Lebensenergie aus den Zutaten ziehen würde.

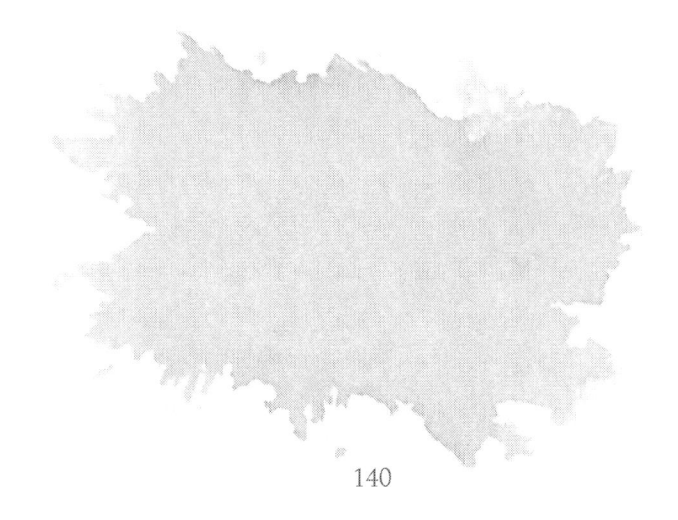

7. Wie soll mit kleinen Kindern und all den multimedialen Verlockungen am Essenstisch Ruhe herrschen?

Am Abend kommt endlich die ganze Familie zusammen. Da hat man sich natürlich viel zu erzählen, wie soll es da ruhig bleiben? Gleichzeitig läuft noch der Fernseher, denn du möchtest ja schnell noch eine Folge deiner Lieblingsserie sehen. Während du in der einen Hand die Gabel hältst, hast du in der anderen dein Handy und liest nebenbei noch die

E-Mails, die du auf der Arbeit einfach nicht mehr geschafft hast. So widmest du dich vier Sachen gleichzeitig, ohne es zu merken und das Essen wird zur Nebensache.

Doch es ist wichtig, dass du dich voll und ganz auf das Essen konzentrierst. Nur so nimmst du auch wirklich wahr, was du da gerade zu dir nimmst und kaust jeden Bissen ordentlich. Im Gespräch rückt dein Hungergefühl auch gern einmal in den Hintergrund und du isst viel mehr, als dein Agni am Abend eigentlich noch verkraften kann. Vor allem mit kleinen Kindern ist die Herausforderung besonders groß.

Möchtest du dich wirklich so gut es geht an die ayurvedischen Empfehlungen halten, dann ist es Zeit für neue Tischregeln. Der Fernseher bleibt aus und das Handy liegt weit weg. Sämtliche technischen Geräte haben jetzt Sendepause. Nun geht es an dich und deine Liebsten. Ihr seid es sicher gewohnt, beim Abendessen darüber zu plaudern, was heute so alles passiert ist. Doch dafür ist jetzt nicht die richtige Zeit. Holt das Ganze beispielsweise bei einem anschließenden Verdauungsspaziergang nach und macht ihn zu eurem neuen Abendritual, bei dem ihr alle noch einmal runterfahren und frische Luft schnappen könnt, bevor es ins Bett geht.

Gib deinen Kindern kleine Aufgaben beim Essen, auf die sie sich konzentrieren können. Mache beispielsweise ein Rätsel daraus, das während des Spaziergangs aufgelöst wird. Fragst du sie dann, welche Zutaten im heutigen Abendessen enthalten waren, sind sie nicht nur beschäftigt, sondern konzentrieren sich darauf, alle Komponenten herauszuschmecken und essen viel bewusster. Damit hast du zwei Fliegen mit einer Klappe geschlagen.

Natürlich klappt all das nicht immer. Manchmal gibt es einfach Dinge, die nicht warten können und sofort besprochen werden. Es muss auch gar nicht immer mucksmäuschenstill sein und auf Krampf geschrieben werden. Immerhin sollt ihr euch beim Essen auch wohlfühlen. Solange ihr noch bewusst esst und auf euer Sättigungsgefühl hört, ist allem im grünen Bereich. Dennoch solltet ihr euch auf positive Themen konzentrieren und mögliche Streitpunkte später ansprechen. Diskussionen sind beim Essen fehl am Platz.

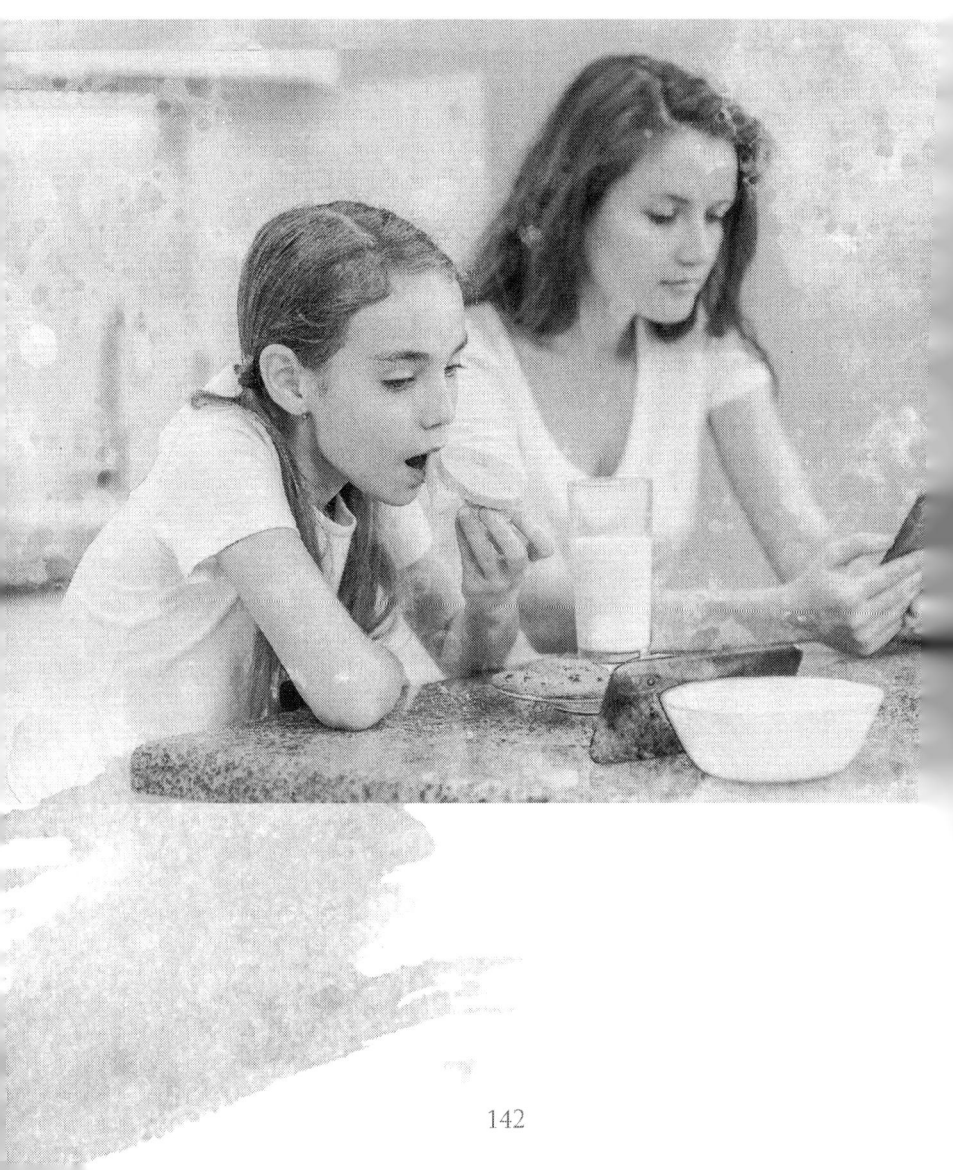

8. Ich bin Vata-Typ. Kann ich im Sommer trotzdem bedenkenlos kühle Getränke geniessen und Eis essen gehen?

Da Vata als kaltes Dosha gilt, wird dir eine zusätzliche Zufuhr von Kälte im Normalfall nicht empfohlen. Steht dann der Sommer vor der Tür, kommst du natürlich ins Grübeln, denn auf warmen Tee würdest du nun gern verzichten und lieber ein kaltes Erfrischungsgetränk in der Hand halten. Generell ist auch hier wieder festzuhalten, dass die ayurvedischen Schriften keine Regelbücher sind. Sie empfehlen dir, das zu tun, was deinem Körper guttut. Höre also darauf, was er dir sagt.

Bei sommerlich warmen Temperaturen wird er vermutlich nicht nach heißem Tee rufen. Hast du das Gefühl, du brauchst eine Abkühlung, dann hole sie dir. Unterscheide aber, ob du gerade nur Lust darauf hast oder sie dein Körper tatsächlich benötigt. Ist dem so, dann fülle dein Glas aber nicht mit Eiswürfeln, sondern greife zu angenehm kühlen Getränken.

Dass du an besonders heißen Tagen Lust hast, ein Eis zu schlecken, kann dir natürlich niemand übel nehmen. Doch bleibe bei kleinen Portionen und esse sie wirklich nur, wenn du fühlst, dass es dir heute guttun wird. Sträubt sich dein Körper dagegen, dann sei vernünftig und lasse die Finger davon.

Ist Vata deutlich erhöht, dann sieh auch bei Hitze von Getränken aus dem Kühlschrank ab. Zimmertemperatur ist dann deutlich besser für dich, um die Kälte des Doshas nicht mit noch mehr Kälte zu füttern. Auch vom Eis lässt du dann lieber die Finger.

9. Als Pitta-Typ benötige ich besonders viel Flüssigkeit, aber trinke einfach nicht ausreichend. Wie kann ich das endlich ändern?

Aufgrund deiner engen Verbindung zum Element Feuer verspürst du als Pitta-Person besonders häufig Durst. Sieh das nicht als Last, sondern erkenne es als das, was es ist: ein Ruf deines Körpers nach Wasser. Es hat einen Grund, warum du dieses Gefühl verspürst. Frage dich, warum du zu wenig trinkst. Schiebst du den Durst einfach beiseite, hast gerade nichts zu trinken bei dir oder bemerkst dieses Signal überhaupt nicht?

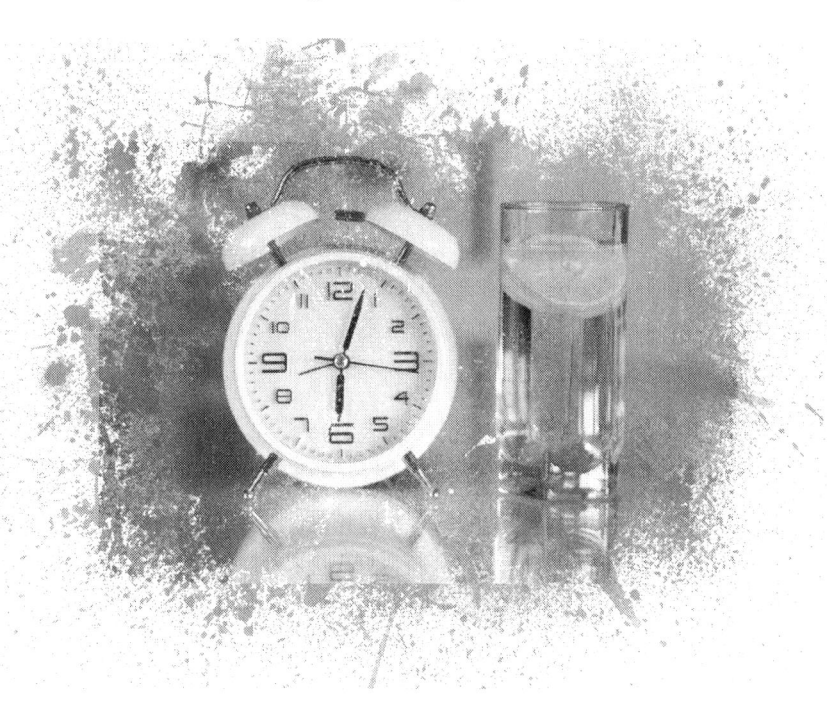

Ist Letzteres der Fall, dann musst du dringend an der Verbindung zu deinem Inneren arbeiten. Dabei helfen dir vor allem Meditationsübungen. Hast du auf der Arbeit gerade sehr viel zu tun und arbeitest besonders konzentriert, dann kann es zu Beginn natürlich trotzdem passieren, dass du den Durst schlichtweg nicht bemerkst. Je weiter du beim Meditieren fortschreitest, desto seltener wird dir das passieren, also gib nicht auf.

Wenn du das Durstgefühl spürst, dann trinke auch etwas. Tust du das nicht, weil du der Meinung bist, du hättest gerade keine Zeit, um dir etwas zu holen, dann denke immer daran, Wasser ist ein Lebenselixier und gerade für dich als Pitta-Typ von besonderer Wichtigkeit. Stelle sicher, dass du immer etwas zu trinken neben dir stehen hast und du einfach nur zugreifen musst. So kann es an der angeblich fehlenden Zeit immerhin nicht mehr scheitern.

Platziere dein Getränk so, dass es in deinem Blickfeld ist und du demzufolge immer an das Trinken erinnert wirst. Reicht dir das nicht aus, dann orientiere dich an der Uhrzeit. Als Richtwert wird häufig eine Wasserzufuhr von 2 Liter angegeben. Hältst du dich an den ayurvedischen Tagesablauf und bist zwischen 6 und 22 Uhr wach, dann hast du 16 Stunden Zeit, um diese 2 Liter zu trinken. Das macht alle 2 Stunden 250 ml. Achte also darauf, dass du zu jeder vollen Stunde, die eine gerade Zahl anzeigt, ein kleines Glas Wasser ausgetrunken hast. Brauchst du auch dafür Erinnerungshilfen, dann stelle dir Timer in deinem Handy oder platziere zu Hause und am Arbeitsplatz Klebezettel. Befestige sie an verschiedenen Stellen oder auch Gegenständen, die du häufig anschaust und in die Hand nimmst.

Auch das Trinken ist eine Sache der Gewöhnung. Lieferst du deinem Körper regelmäßig Flüssigkeit, tritt ein Durstgefühl gar nicht erst ein. Vergisst du es dann einmal, wirst du den Durst, den du nun bekommst, deutlich spüren und benötigst all diese Hilfestellungen nicht mehr.

10. Ich gebe Heisshungerattacken als Kapha-Typ immer wieder nach. Mit welchen Tipps kann ich endlich standhaft werden?

Heißhunger ist häufig das Resultat von Unregelmäßigkeit, weshalb du ihn als Kapha-Typ nur zu gut kennst. Des Rätsels Lösung offenbart sich damit im Grunde schon von selbst. Du brauchst einen routinierten Tagesablauf, auch was das Essen betrifft. Versorge deinen Körper in regelmäßigen Abständen mit Energie, sodass er zwischendurch nichts einfordern muss. Nutze möglichst viele Zutaten, die deinem Dosha-Typ entsprechen, damit dein Körper optimal Kraft daraus ziehen kann, denn nicht selten ist schlichtweg eine Konzentrationsschwäche schuld.

Reicht dir die Dosha-gerechte Ernährung nicht aus, um diese Schwäche auszugleichen, dann setze verstärkt auf Meditation. Befreie deinen Geist von unnützen Informationen und ordne das Verbliebene. Ein klarer Blick auf die Dinge ist bereits die halbe Miete. Auch wenn dich gerade eine Heißhungerattacke überkommt, ist Meditieren eine wertvolle Hilfe. Überlege dir ein kleines Mantra, mit dem du dich immer wieder daran erinnerst, dass du jetzt nichts essen musst. Vermeide dabei allerdings Worte wie Hunger oder Schwäche, auch wenn du sie verneinst. Sage zum Beispiel: »Mein Geist ist stark, mein Geist ist klar.«

Es wird eine Weile dauern, bis du den Heißhunger endgültig überwunden hast. Bis dahin heißt es, standhaft bleiben und sich auf Regelmäßigkeit, Kapha-gerechte Lebensmittel und Meditation zu konzentrieren. Bist du am Ziel angekommen, dann mache dir deinen Erfolg nicht selbst wieder zunichte, indem du dir ab und zu einen kleinen Snack gönnst. Zu groß ist die Gefahr, in alte Muster zu verfallen und den Heißhunger erneut als stetigen Begleiter begrüßen zu müssen.

Ewige Jugend
dank Rasayana?

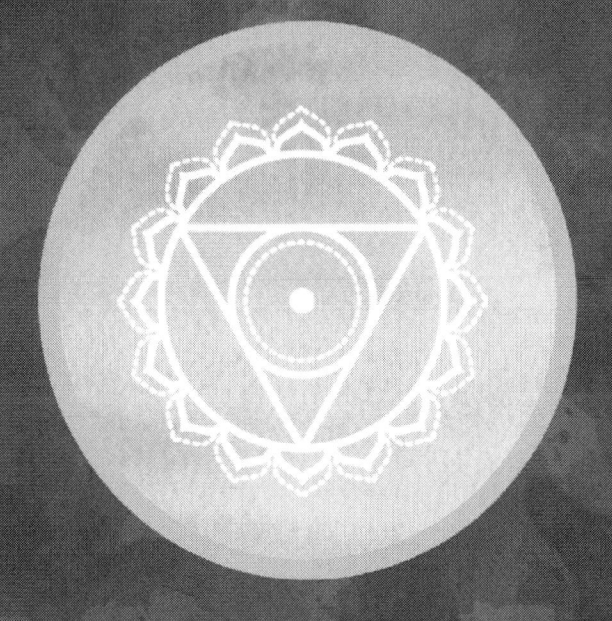

*I*m Laufe dieses Ratgebers ist dir eine Frage sicher in den Kopf geschossen: »Wenn Ayurveda die Lehre des Lebens ist, dann gibt es doch auch sicher ein paar Tipps und Tricks, die Jugend ein wenig länger zu bewahren, oder?« Ja, die gibt es tatsächlich und zwar in Form von Rasayana. Auf ganz natürlichem Weg länger jung und fit zu bleiben, ist dank dieser Bestandteile des Ayurveda tatsächlich möglich.

Die ayurvedischen Schriften besagen, dass ein Mensch, wenn er seinen Körper optimal reinigt, nährt und schützt, ein Alter von bis zu 120 Jahren erreichen kann. Wäre das nicht eine Bereicherung? Doch um selbst in solch hohem Alter frei von Leiden zu sein, ist eine enge Verbindung zu deinem Inneren unabdingbar. Nur so kann dein Körper dir klar und unverzüglich signalisieren, was er jetzt benötigt. Orientierst du dich dabei an **Rasayana**, steht einem langen und gesunden Leben nichts im Weg.

Was bedeutet Rasayana und was genau bewirkt es?

Rasayana setzt sich aus den Begriffen »rasa«, was »Saft« bedeutet, und »ayana«, was mit »richtiger Bewegung« übersetzt wird, zusammen. Rasa ist eines der sieben **Dhatus**, also eines der 7 Gewebe deines Körpers. Dieser Körpersaft fließt durch deinen gesamten Organismus. In Verbindung kann Rasayana also als richtige Bewegung dieses Saftes durch deinen Körper beschrieben werden. Er kommt demnach in allen Arealen an und versorgt jede deiner Zellen optimal. Er ist die Grundlage für das Funktionieren aller anderen Gewebe.

In der Caraka Samhita, der wohl bedeutendsten ayurvedischen Schrift, ist ein Text namens Rasayana Chikitsa zu finden. Übersetzt werden kann diese Bezeichnung als »ayurvedische Verjüngungstherapie«. Diese Schrift erklärt genau, wodurch der Alterungsprozess des Menschen bestimmt wird und wie Körper und Geist diesem so lange wie möglich standhalten können.

Betrachten wir den Alterungsprozess aus der westlichen Sicht, dann gibt es wohl kaum eine Frage, die die Menschen schon so lange beschäftigt, wie dessen Verlangsamung. Wer träumt denn nicht von ewiger Jugend? Die westliche Medizin forscht und grübelt, dabei geben die ayurvedischen Schriften bereits seit Jahrtausenden Antworten. Es gibt kein medizinisches System, das so exakt und ausführlich beschreibt, wie Leben entsteht, wie es sich im Laufe der Zeit entwickelt und wie es wieder erlischt.

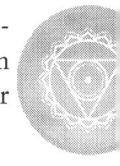

Der Tod steht vor der Tür, wenn der Körper nicht mehr dazu in der Lage ist, sich von negativen Lebenseinflüssen zu befreien und sich zu schützen. Aufgrund von Überlastung kann er sich schlichtweg nicht mehr vollständig regenerieren. Hinzu kommt, dass sich auch die Aktivität von Agni verändert.

Die Doshas sind allgegenwärtig. Sie bestimmen nicht nur unsere persönliche Konstitution und die Tageszeiten, sondern auch die Jahreszeiten und das gesamte Leben. Unser Dasein beginnt mit dem Stadium von Kapha, in dem das Hauptaugenmerk auf dem Wachstum liegt. Im Erwachsenenalter schließt sich die Pitta-Phase an, in der Aufbau und Abbau von Körpergewebe ausgeglichen sind, denn es geht um den Erhalt. Doch je älter wir werden, desto stärker wird Vata und es kommt schließlich zum letzten, durch dieses Dosha bestimmten Lebensabschnitt. Der Abbau dominiert nun und es gilt umso mehr, diesem entgegenzuwirken. Struktur, Ruhe und Wärme sind die drei Dinge, denen du nun besondere Aufmerksamkeit schenken solltest. Genau das tut auch Rasayana.

Doch das Reinhalten des Körpers ist ebenfalls von großer Bedeutung, um Ama zu vermeiden. Je mehr sich davon anstaut, desto schneller schreitet der Alterungsprozess voran. Daher ist Rasayana nicht nur mit fortgeschrittenem Alter, sondern auch schon in jüngeren Jahren eine Empfehlung wert. All diese Gifte belasten deinen Körper stark, nehmen deinem Agni seine Kraft und es wird umso schneller erlöschen. Nicht umsonst wird es als Lebensfeuer bezeichnet, denn dessen Aktivität bestimmt deine körperliche Konstitution und somit auch deine Lebensdauer.

Ama verstopft außerdem deine **Srotas** und sowohl der Transport von Energie als auch von Signalen wird immer weiter eingeschränkt. Du verlierst den Kontakt zu deinem Inneren immer mehr und hörst einfach nicht mehr, was dein Körper dir versucht, mitzuteilen. Ihn stets ideal zu versorgen, gestaltet sich dann umso schwieriger. Du wirst müde, träge und emotional unausgeglichen. Ein gestörter Stoffwechsel, Probleme mit dem Herz-Kreislauf-System und ein geschwächtes Immunsystem gehören zu den häufigsten Folgen von zu viel Ama. Dessen negative Auswirkung auf den Alterungsprozess ist auch in der westlichen Medizin bekannt.

Bevor es daran geht, sich die Säulen des Rasayana zunutze zu machen, muss der Körper also erst einmal von all dem befreit werden, sodass er optimal von den dazugehörigen Methoden profitieren kann. Dafür bieten sich ayurvedische Reinigungskuren an. Als die wohl bekannteste und schnellste dieser Kuren gilt **Panchakarma**. Allerdings eignet sie sich nicht für die Integration in den Alltag und sollte daher während der Urlaubstage und unter ärztlicher Aufsicht vollzogen werden. Unter anderem kommen dabei Nasenspülungen, Abführ- und Brechmittel zum Einsatz. Doch zum Glück gibt es zahlreiche andere ayurvedische Reinigungskuren, die Körper und Geist optimal auf Rasayana vorbereiten, weitaus angenehmer und besser in den Alltag integrierbar sind.

Hast du dich optimal vorbereitet, kann es endlich losgehen. Nehmen wir uns die alten ayurvedischen Schriften vor, stellen wir fest, dass Rasayana hier in generelle und spezielle Vertreter unterteilt wird. Generelle Rasayanas haben Auswirkungen auf deinen gesamten Körper, kräftigen ihn und schenken dir neue Energie. Die speziellen Rasayanas hingegen widmen sich einem bestimmten Areal. Sie wirken beispielsweise hauptsächlich auf deiner Haut, in deinen Organen oder in deiner Psyche. Allesamt bieten dir Schutz vor dem weiteren Verfall von Körper und Geist und sichern deren Regeneration.

Hinzu kommt eine Einteilung von Caraka selbst, nämlich in Rasayanas mit und ohne Substanzen. Letzteres kann im Grunde mit Achtsamkeit nicht nur gegenüber der eigenen Person, sondern auch gegenüber allen Mitmenschen gleichgesetzt werden. Zorn, Gewalt, Neid, Missgunst und fehlende Selbstbeherrschung in jeglicher Hinsicht wirken sich negativ auf den Alterungsprozess aus. Aber wie sehen Rasayanas denn nun genau aus? Lass uns nun etwas konkreter werden.

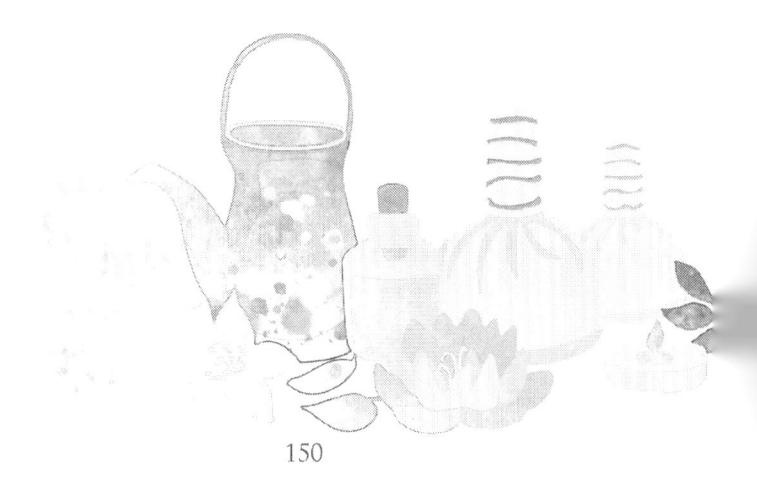

DIE 4 SÄULEN

Die ayurvedische Verjüngungslehre basiert auf 4 Säulen, die allesamt dazu beitragen, die Lebenskraft zu bewahren. Dazu gehören spezielle Kräuter- und Mineralmischungen, reinigende Lebensmittel, Ölmassagen und Meditation und Yoga. Allesamt erhalten dein persönliches Dosha-Gleichgewicht aufrecht, heizen dein Agni an und unterstützen deine Selbstheilungskräfte. Deine Srotas werden vor Verengungen oder gar Verstopfungen bewahrt und deine Dhatus bleiben stabil und werden vor dem Abbauen bewahrt. Deinem Körper wird deutlich mehr Energie zur Verfügung gestellt, sodass du dich fitter, wacher und konzentrierter fühlst. Diese erhöhte Lebenskraft schützt deinen Körper und deinen Geist vor dem Verfall und schenkt dir somit lang anhaltende Jugend. Doch widmen wir uns den einzelnen Säulen jetzt einmal genauer.

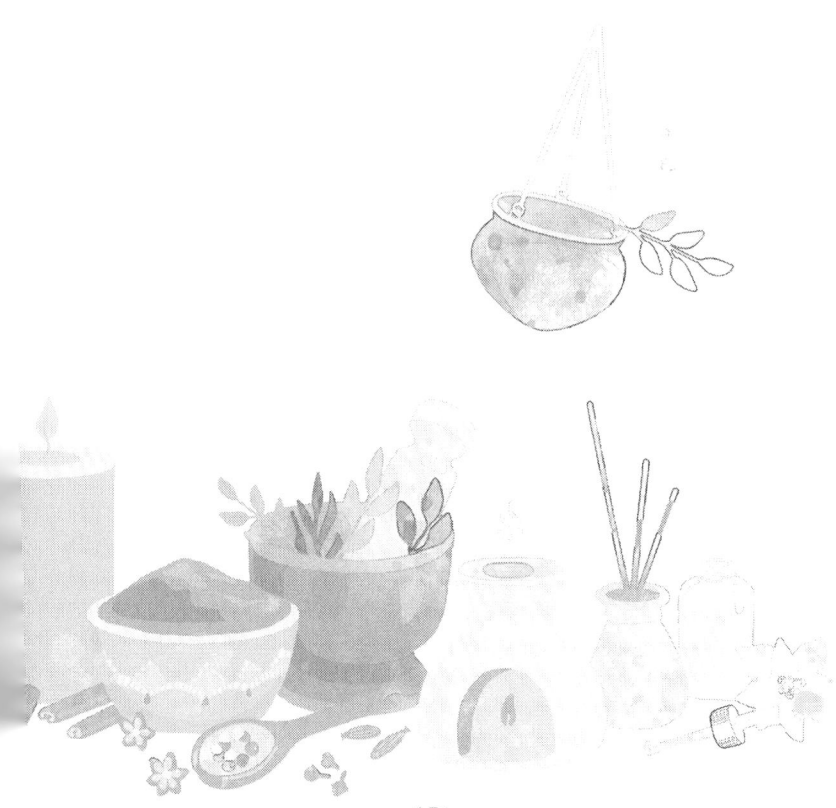

Reinigende Lebensmittel

Wie bereits erwähnt, gilt es im Vorfeld, den eigenen Körper ordentlich zu reinigen, sodass er bestmöglich von den ihm zugeführten Rasayanas profitieren kann. Eine der wohl wichtigsten Säulen ist die der Lebensmittel, denn sie erfüllt zwei Aufgaben zugleich. Sie nährt deinen Körper nicht nur optimal, sondern reinigt ihn auch. Die reinigenden Lebensmittel sollten demzufolge den Anfang deiner Rasayana Kur bilden. Im Grunde eignet sich dafür nahezu alles, was Agni anheizt und somit dabei unterstützt, Ama zu verbrennen und aus dem Körper hinauszubefördern.

So startest du deinen Tag beispielsweise mit einer großen Tasse Ingwertee und schließt ein Frühstück bestehend aus einem warmen Haferbrei mit süßen Früchten und ein paar Nüssen an. Zum Mittagessen bietet sich gedünstetes Wurzelgemüse an, dass du mit scharfen Gewürzen wie Chili und Pfeffer würzt. Am Abend folgt dann ein Eintopf, der deinen Körper mit viel Flüssigkeit versorgt. Auch hier kannst du Ingwer hinzugeben oder das Ganze mit Kurkuma oder Kardamom verfeinern. Alle angeführten Beispiele wirken anregend und öffnen deine Srotas, sodass all das, was in deinem Körper nichts verloren hat, hinaustransportiert werden kann. Im Anschluss kannst du die folgenden nährenden Rasayanas optimal aufnehmen.

Ab sofort stehen im Idealfall nur noch tonisierende Lebensmittel auf deinem Speiseplan. Ganz vorn mit dabei ist Kuhmilch. Wie in diesem Ratgeber bereits kurz erklärt wurde, gilt es dabei allerdings einiges zu beachten. Milch aus dem Supermarkt hat aus ayurvedischer Sicht keinen Nutzen. Deine Wahl sollte daher auf Rohmilch in abgedunkelten Glasflaschen aus dem Biomarkt fallen. Trinke sie allerdings nicht direkt aus dem Kühlschrank, sondern koche sie vorher ab und gebe ein paar Gewürze hinzu. Kalte Milch würde nur erneut zu Ama führen. Bereite dir zum Beispiel die allseits bekannte Goldene Milch mit Kurkuma zu. Auch wenn du die Milch in dein morgendliches Müsli geben möchtest, solltest du sie im Vorfeld wenigstens leicht erwärmen.

Ein weiteres bekanntes Rasayana ist Ghee, was im Rahmen dieses Ratgebers auch schon mehrmals Erwähnung fand. Im Grunde handelt es sich dabei um ein Speisefett, dass meist aus Butter hergestellt wird, der Milcheiweiß und große Mengen Wasser entzogen wird. So kannst du auch bei einer Laktoseintoleranz von dessen nährender Wirkung profitieren. Ghee gilt im Ayurveda als wahres Allheilmittel. Es wirkt nicht nur reinigend und stärkend, sondern ist laut der Susruta Samhita zudem ein stark antientzündliches Lebensmittel. Hast du Probleme beim Ein- oder Durchschlafen, kannst du dir zudem etwas Ghee auf die Füße auftragen und du gleitest sanft in einen tiefen und erholsamen Schlaf.

Auch Pippali, der Lange Pfeffer, ist ein sehr wirksames Rasayana. Frisch gemahlen kann das scharfe Gewürz seine anregende und reinigende Wirkung am besten entfalten. Die Welt der Gewürze hat zahlreiche Vertreter zu bieten, die eine verjüngende Wirkung aufweisen. Möchtest du eine Süßspeise verfeinern, eignen sich Pfeffer und andere scharfe Gewürze wohl eher nicht. Doch in dem Fall kannst du beispielsweise auf Vanille und Zimt zurückgreifen.

Der angenehme Duft beider Gewürze wirkt sich zudem positiv auf deine Psyche aus, denn er umhüllt deinen Geist mit Wohlgefühl. Wenn es darum geht, Agni anzuheizen, gilt Zimt als wahrer Allrounder, denn er umfasst gleich drei Rasas, die genau das tun: süß, bitter und scharf. Damit eignet er sich nicht nur für Süßspeisen, sondern auch für herzhafte Gerichte. Nutze vorzugsweise Ceylon-Zimt, denn er enthält vergleichsweise wenig Cumarin, das in größeren Mengen verzehrt zu gesundheitlichen Problemen führen kann.

Möchtest du beispielsweise dein Frühstück noch etwas süßer gestalten, dann sind getrocknete Datteln genau das Richtige für dich. Dieses Rasayana ist sehr vielseitig und kann nicht nur pur gegessen werden. Es gibt Dattelwein, -honig, -brot, -kuchen und vieles mehr. Doch Datteln sind im Ayurveda nicht nur für deren stärkende und stimulierende Wirkung bekannt. Sie schenken dir auch einen ruhigeren und erholsameren Schlaf.

So kann sich dein Körper über Nacht besonders gut regenerieren und all die positiven Inhaltsstoffe der nährenden Rasayanas optimal aufnehmen.

Vergiss nicht, auch im Rahmen der Rasayana Ernährung an deine Dosha-Konstellation zu denken. Als Kapha-Typ solltest du von Milch, egal ob tierisch oder pflanzlich, beispielsweise vollständig absehen. Als Pitta-Typ hingegen solltest du vorsichtig mit Schärfe sein, denn wie du bereits erfahren hast, erhöht sie dieses Dosha in deinem Körper. Ingwer und Pippali bieten den Vorteil, dass deren Schärfe Agni anregt, ohne dabei eine zu stark erhitzende Wirkung zu haben. So kannst auch du als Pitta-Typ sie in Maßen ruhigen Gewissens verwenden.

Inhalt und Anwendung der Kräuter- und Mineralmischungen

Die ayurvedischen Schriften enthalten sehr detailreiche Anleitungen, wie die verjüngenden Kräuter- und Mineralmischungen hergestellt werden und was genau sie bewirken. Ihnen wird eine besonders hohe Bedeutsamkeit zugeschrieben. Jede einzelne Rezeptur enthält bis zu 40 verschiedene Zutaten, die sich gegenseitig perfekt ergänzen. Die so entstehenden Synergien schenken deinem Körper die Kraft, die er braucht, um sich selbst vollständig regenerieren zu können. Schätzungen zufolge weist jede einzelne Zutat rund 100 Wirkstoffe auf. Hochgerechnet auf 40 enthaltene Kräuter und Minerale ergibt das 4.000 bioaktive Substanzen, von denen du dank nur einer Mischung profitieren kannst – eine immense Zahl.

Diese Kräuter- und Mineralmischungen können allerdings nicht von heute auf morgen hergestellt werden. Es bedarf zahlreiche Arbeitsschritte und das Ganze kann mehrere Monate Zeit in Anspruch nehmen. Die Amla Beere gilt als die ayurvedische Heilpflanze, die den stärksten verjüngenden Effekt hervorruft. Wer diese seiner Kräuter- und Mineralmischung hinzufügen möchte, muss sage und schreibe 21 Verarbeitungsschritte durchführen. Jeder dieser Schritte macht die enthaltenen Wirkstoffe immer feiner und erhöht deren Bioverfügbarkeit, sodass sie dein Körper besonders schnell absorbieren und davon nähren kann.

Am Ende entstehen Präparate, die einen besonders hohen Gehalt an Mineralien, Vitaminen, sekundären Pflanzenstoffen und Antioxidantien aufweisen. Sie sind in verschiedensten Darreichungsformen erhältlich. So kannst du beispielsweise Tabletten, Pulver, Öle oder auch Tonika erwerben.

Die drei Bestandteile, die die stärkste Wirkung erzielen, sind die bereits erwähnte Amla-Beere, Ashwagandha und Shatavari.

Die Amla-Beere, in Ayurvedakreisen besser als Amalaki bekannt, ist ein besonders wichtiger Bestandteil des Stärkungsmittels Chyavanprash. Kein Wunder, denn es weist sogar bis zu 80 wirksame Inhaltsstoffe auf. Die Konsistenz dieses Tonikums erinnert an ein Mus und kann somit nicht nur in Wasser verdünnt, sondern auch auf dem Brot gegessen werden. In Indien ist es so weit verbreitet, dass nahezu jede Familie ihr eigenes Chyavanprash-Rezept hat.

Seinen Namen verdankt dieses Rasayana einem Mann namens Chyavana. Von ihm berichtet das Schriftstück Rigveda. Der große Weise, auch Maharishi genannt, wird auf seine alten Tage von den Ashvins, den Ärztegöttern, in einen jungen Mann verwandelt.

Im Alter sorgt Chyavanprash dafür, dass der Körper neue Kraft auf sämtlichen Ebenen tankt. Es beschwert dir nicht nur physische, sondern auch psychische Stärke und schenkt dir eine jugendliche Ausstrahlung. Ein weiterer Bestandteil dieses Produkts ist Ashwagandha, das ebenfalls als starkes Rasayana gilt.

Ashwagandha kennt man zwar in zahlreichen Kulturen, doch die Pflanze stammt aus Indien. Während sie dort bereits seit mehr als 5.000 Jahren genutzt wird, ist sie in Europa erst seit dem 16. Jahrhundert bekannt. Als wirksames Adaptogen, das dir dabei hilft, dich Veränderungen verschiedenster Art optimal anzupassen, möchte sich natürlich jeder gern daran bedienen.

Besonders bekannt ist Ashwagandha allerdings aufgrund dessen intensiver Wirkung auf deine Psyche. Es hilft dir dabei, besser mit Stresssituationen umzugehen und bietet deinem Gehirn umfassenden Schutz. Ashwagandha beruhigt dich und schenkt dir gleichzeitig Energie. Die Kombination aus beidem sorgt dafür, dass du weniger wehleidig wirst und auch bei körperlicher Aktivität deutlich länger durchhalten kannst. In Kombination mit deiner verbesserten Konzentrationsfähigkeit und stärkerer Willenskraft bist du nicht mehr zu stoppen.

Bei regelmäßiger Anwendung strotzen dein Körper und dein Geist nur so vor jugendlicher Kraft, was sich auch auf dein Erscheinungsbild auswirkt. Dank deines frischen Teints strahlst du förmlich. Noch ein kleiner unterhaltsamer Fakt am Rande: Ashwagandha bedeutet übersetzt »Geruch des Pferdes«. Tatsächlich weist die Pflanze einen sehr eigentümlichen Geruch auf, allerdings ist die Verbindung eine andere. Das Rasayana soll dir die Kraft eines Pferdes schenken.

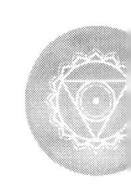

Das dritte Rasayana, das hier noch Erwähnung finden soll, wird vor allem mit dem Thema Frauengesundheit in Verbindung gebracht. Die Shatavari-Pflanze ist dir vielleicht unter dem Namen indischer Spargel ein Begriff. Übersetzt bedeutet Shatavari in etwa »eine Frau, die 100 Männer hat«, was bereits einen Hinweis darauf gibt, dass es sich hierbei unter anderen um ein Mittel zur Steigerung der Fruchtbarkeit handelt. Doch als Rasayana kann es natürlich noch viel mehr. Es wirkt regulierend auf zahlreichen Ebenen.

Wie für Rasayanas üblich sorgt Shatavari dafür, dass deine Doshas stets im Gleichgewicht bleiben. Hinzu kommt seine Wirkung auf die Menstruation. Auch hier werden Unregelmäßigkeiten behoben und sogar Schmerzen gelindert. Gleiches gilt in der Schwangerschaft, denn es kann Wehen hemmen. Auch nach der Entbindung bleibt Shatavari ein bedeutsamer Helfer, denn es bietet umfassenden Schutz für all das gereizte und beschädigte Gewebe und beschleunigt dessen Regeneration.

Der weibliche Körper verändert sich im Laufe des Lebens mehrmals und das nicht nur aufgrund der eintretenden Menstruation oder durch Schwangerschaften. Eines Tages beginnen die Wechseljahre und machen ihrer Bezeichnung alle Ehre. Ist es soweit, beginnt die Vata-Phase des Körpers, die, wie du bereits weißt, Unregelmäßigkeit mit sich bringt. Wie stark ausgeprägt diese ist, ist natürlich von Person zu Person anders. Doch in jedem Fall ist Shatavari ein wirksames Mittel, das für Ruhe und Ausgeglichenheit sorgt und aufgrund seiner kühlenden Wirkung unter anderem bei plötzlich eintretenden Hitzewallungen Abhilfe schafft.

Natürlich können auch Männer von diesem Rasayana profitieren. Vor ihnen macht die fruchtbarkeitssteigernde Wirkung ebenfalls keinen Halt. Shatavari schenkt nicht nur neue sexuelle Kraft und steigert die Libido, sondern kann zudem die Anzahl der aktiven Spermien erhöhen. Das macht die Pflanze nicht nur zu einem Rasayana, sondern gleichzeitig zu einem **Vajikarana**.

Beispielhafte Yoga- und Meditationsübungen

Rasayanas sind nicht zwangsläufig Dinge, die du deinem Körper über den Verdauungstrakt zuführen musst. Es gibt durchaus auch Vertreter, bei denen es eine äußerliche Anwendung bzw. Aktivität bedarf. Dazu gehören unter anderem Yoga- und Meditationsübungen, die ergänzend durchgeführt werden. Sie helfen dir dabei, eine engere Verbindung zwischen deinem Körper und deinem Geist herzustellen. Da du im Rahmen dieses Ratgebers bereits einiges über Meditation erfahren hast, widmen wir uns an dieser Stelle lediglich dem Yoga.

Übersetzt wird dieser Begriff aus dem Sanskrit unter anderem mit dem Wort »Verbundenheit«, was genau diese Verbindung zwischen Physis und Psyche meint. Ob Yoga tatsächlich ein Teil von Ayurveda oder ein eigenständiges System ist, darüber spalten sich die Geister. Allerdings hat beides seinen Ursprung in den Veden, wo immer wieder Querverweise zu finden sind. Doch egal, auf welche Seite du dich stellst, eine Reihe von Gemeinsamkeiten lässt sich nicht leugnen. Sowohl Ayurveda als auch Yoga haben das Ziel, für einen Ausgleich von Körper und Geist zu sorgen und bringen ein erhöhtes Achtsamkeitsgefühl hervor. Eine Verbindung macht also in jedem Fall Sinn.

Yoga trainiert, ähnlich wie die Meditation, deinen Geist, sodass du deine Gedankenwelt besser im Griff hast und Informationen besser filtern und sortieren kannst. Hinzu kommt der Bewegungsaspekt. Während einer aktiven Meditation bewegst du dich zwar auch, allerdings wird im Rahmen zahlreicher Yogaübungen zudem deine körperliche Stärke trainiert. Sie mögen vielleicht leicht aussehen, doch sie erfordern teilweise starke Körperbeherrschung und –spannung. Ungeübte Yogis werden zu Beginn auch gern einmal von Muskelkater geplagt.

Als **Vata-Typ** sind stabilisierende und beruhigende Yogaübungen ideal für dich. Besonders Übungen, die einen festen Stand erfordern, eignen sich sehr gut, denn auf diese Weise schaffst du eine starke Verbindung zur Erde, die dich – wie sollte es auch anders sein – erdet. Sie schenkt dir und deinem wechselhaften Gemüt Halt und Sicherheit. Zu starke Anspannung tut dir nicht gut, genauso wie intensiver Krafteinsatz und Überdehnung. Tiefe und ruhige Atemzüge kombiniert mit statischen aber dennoch kräftigenden Yogaübungen helfen dir dabei, dich ausschließlich auf das Hier und Jetzt zu konzentrieren.

Eine der wohl bekanntesten Yoga-Übungen ist der **Baum**. Dieser schenkt dir eine starke Verbindung zur Erde, denn du als Baum aus Fleisch und Blut schlägst darin sinnbildlich deine Wurzeln. Nur so kannst du das Gleichgewicht halten.

Stelle dich mit beiden Füßen fest auf deine Matte, strecke deine Knie und lasse deine Arme locker nach unten hängen. Dein Körpergewicht verteilst du gleichermaßen auf beide Beine. Blicke nach vorn und drücke deine Schultern nach hinten, sodass deine Haltung möglichst aufrecht ist. Stütze deine Hände nun in die Hüften oder strecke deine Arme seitlich von dir weg, um für ein besseres Gleichgewicht zu sorgen.

Fühlst du dich stabil genug, dann strecke ein Bein nach vorn. Drehe es nach außen und knicke es ein, sodass du deine Fußsohle an der Oberschenkelinnenseite deines Standbeins positionieren kannst. Balanciere diese Position aus und führe deine Hände dann vor deiner Brust zusammen, sodass sich deine Handflächen berühren.

Konzentriere dich auf die Verbindung zwischen deinen Füßen und dem Boden und spüre, wie dein Stand immer fester wird. Stelle dir vor, du schlägst Wurzeln, die dir immer mehr Halt schenken. Strecke deinen Körper und spüre, wie Energie durch deinen Körper strömt. Halte die Position so lange, wie sie für dich angenehm ist und konzentriere dich voll und ganz auf eine ruhige und tiefe Atmung. Führe dein Bein dann langsam wieder hinunter und wechsle die Seite.

Der **Drehsitz** bringt deine Körpermitte in Bewegung, so auch deinen Dickdarmbereich, wo Vata ansässig ist. Verspannungen in diesem Bereich werden gelöst und dein Verdauungsfeuer wird angeheizt. Setze dich auf den Boden und strecke deine Beine gerade nach vorn aus. Hebe nun dein rechtes Bein über dein linkes und stelle es auf. Dein rechter Knöchel berührt deinen linken Oberschenkel. Ziehe die Zehen deines ausgestreckten Beins heran und spüre die Festigkeit, die entsteht.

Jetzt sind deine Arme an der Reihe. Strecke deinen linken Arm aus und berühre mit dessen Ellenbogen die Außenseite deines rechten Beins. Drehe deinen Oberkörper mit und strecke deinen Rücken. Deine Schultern bleiben entspannt. Deinen rechten Arm stellst du hinter dir auf, um für mehr Stabilität zu sorgen. Spüre, wie sich Wärme in deiner Körpermitte breitmacht, die sich mit jedem deiner Atemzüge intensiviert. Während des Einatmens streckst du deine Wirbelsäule. Stelle dir vor, du würdest an einem durchsichtigen Faden hängen, der dich jedes Mal ganz leicht anhebt.

Beim Ausatmen spürst du den Boden unter dir intensiv und verbindest dich mit ihm. Ihr haltet euch gegenseitig fest und du saugst seine Kraft voll und ganz auf. Werde dir deiner Verbindung zur Erde und zum Universum bewusst und konzentriere dich auf die Energie, die sie ausstrahlt. Spüre, wie sie aufsteigt und sich den Weg zu deinem Agni bahnt, um es anzuheizen. Wenn du dich bereit fühlst, dann drehe deinen Oberkörper wieder zurück und führe deinen linken Arm zurück in die Ausgangsposition. Lege auch dein rechtes Bein wieder ab und speichere die getankte Energie. Fahre nun mit der anderen Seite fort.

Für **Pitta-Personen** eignen sich Yoga-Übungen, die den Körper abkühlen und das in dir vorherrschende Element Feuer etwas in Zaum halten. Wandle deinen Bewegungsdrang in Konzentration um, sodass dein Geist auch in Positionen, die körperliche Anspannung erfordern, entspannt bleibt. Nimm tiefe Atemzüge und spüre, wie sich die frische Luft durch deinen Körper hindurchbewegt und dich von innen heraus abkühlt.

Führe jede Bewegung und jeden Atemzug mit vollstem Bewusstsein durch und horche dabei in dich hinein. Stelle dir vor, wie sich das übermäßig lodernde Feuer langsam beruhigt und dir die leichte Kühle neue Energie schenkt. Ganz getreu dem Motto »In der Ruhe liegt die Kraft« gibst du dich der Bewegung und was sie in dir auslöst, hin. Übungen, bei denen du dich nach hinten beugen musst, solltest du nicht zu lange durchführen, denn sie würden deinen Körper nur erneut erhitzen.

Da Pitta in deinem Verdauungstrakt ansässig ist, sind Übungen sinnvoll, die deine Körpermitte in Bewegung bringen. Dazu zählt beispielsweise das **Dreieck**. Stelle dich erst einmal schulterbreit hin, deine Fußspitzen zeigen nach vor. Mache dann mit dem rechten Bein einen großen Schritt nach hinten und positioniere den rechten Fuß so, dass er zur Seite zeigt. Dein Oberkörper ist weiterhin nach vorn gedreht, genauso wie dein linker Fuß.

Strecke nun deine Arme seitlich aus und halte sie auf Schulterhöhe. Deine Handflächen zeigen nach unten. Achte darauf, deine Schultern dabei nicht nach oben zu ziehen. Dein Oberkörper befindet sich nun in der sogenannten T-Stellung. Beuge dich jetzt nach vorn und führe deine rechte Hand so weit wie du es schaffst an deinen rechten Fuß. Der linke Arm bleibt weiterhin ausgestreckt und du bleibst mit dem Oberkörper in der T-Stellung. Dein Rücken bleibt lang und deine Hüfte zeigt wie dein rechter Fuß nach wie vor zur Seite. Drehe deinen Oberkörper nicht ein und bewege dich ausschließlich seitlich nach unten.

Schaffst du es nicht, deinen Fuß zu berühren, ohne deine Knie zu beugen, dann greife deine Wade oder deinen Knöchel. All deine Gliedmaßen und dein Rücken sind gestreckt und sämtliche Srotas werden entwirrt. Der Energiefluss in sämtliche Areale deines Körpers ist möglich und auch die Luft, die du einatmest, bahnt sich ihren Weg durch sämtliche Zellen. Spüre, wie sie sich kühlend in dir ausbreitet und sich all der Ballast, den du auf physischer und psychischer Ebene mit dir herumträgst, auflöst.

Richte dich nun langsam wieder auf und bleibe in der T-Stellung. Atme noch einmal tief durch und führe deine Arme dann nach unten. Stelle deine Beine wieder schulterbreit aus, halte einen Moment inne und wechsle die Seiten.

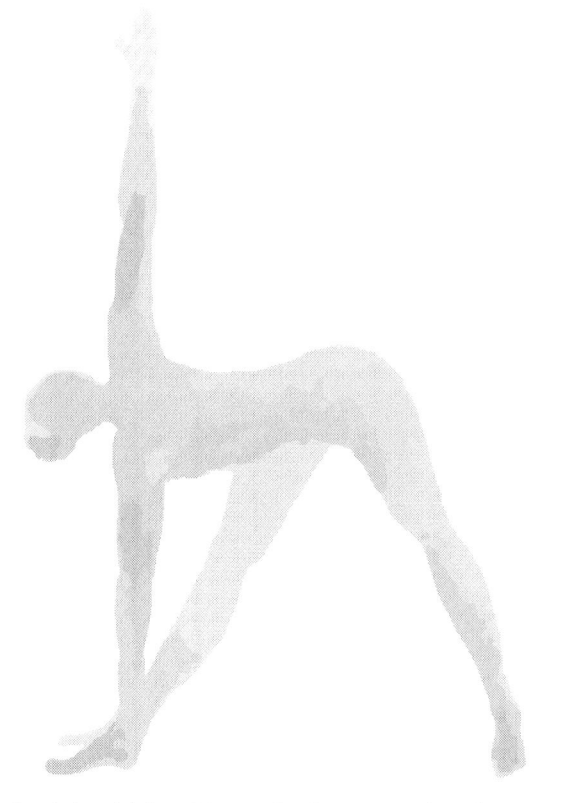

Wenn du deine kleine Herausforderung suchst, kannst du dich am **gedrehten Halbmond** probieren. Er bietet dir eine besonders gute Möglichkeit, an starkem Bewegungsdrang zu arbeiten, denn diese Übung erfordert sehr viel Gleichgewicht und Konzentration. Allerdings schenkt sie dir Stabilität und stärkt deinen Körper und deinen Geist zugleich.

Deine Ausgangsposition ist das bereits gelernte Dreieck. Drehe dein rechtes Bein dann nach außen, sodass dein Fuß in einem Winkel von 90° zur Seite zeigt. Verlagere dein Gewicht darauf und kippe deinen Oberkörper langsam und kontrolliert nach rechts. Dein Rücken bleibt dabei gerade. Ziel ist es, mit der rechten Hand deinen rechten Fuß zu berühren. Du schaffst es anfangs noch nicht so weit hinunter? Kein Problem, dann stelle beispielsweise einen Tritt oder ein dickes Buch auf den Boden, auf dem du deine Hand flach ablegen kannst.

Strecke deinen linken Arm nach oben. Beide Arme und Schultern bilden eine gerade Linie. Dein Gewicht liegt nun vollständig auf deinem rechten Fuß und du spürst die Anziehungskraft zwischen dir und dem Erdboden. Fühlst du dich sicher genug, dann hebe dein linkes Bein an und strecke es nach hinten aus. Beide Beine bleiben vollständig gestreckt. Deine Hüfte ist fest. Sie schenkt deinen Gliedmaßen die nötige Stabilität.

Balanciere diese Position aus und richte deinen Blick nach oben, entlang deines linken Armes. Schiebe deine Schultern nach hinten und spanne deine Bauch- und Pomuskulatur an. Nimm ein paar ruhige und gleichmäßige Atemzüge und fühle, wie dein Körper immer fester wird. Dein Brustkorb öffnet sich und die Luft, die du einatmest, kann ungestört in alle Areale deines Körpers gelangen. Führe dein Bein nun gestreckt wieder nach unten, genauso wie deinen Arm. Richte dich langsam wieder auf und widme dich der anderen Seite.

Herrscht **Kapha** in deinem Körper vor, benötigst du Wärme und Antrieb. Das bedeutet, deine Yoga-Übungen dürfen dynamisch sein und dich ruhig ins Schwitzen bringen. Schließlich möchtest du auch deinem Agni ordentlich einheizen. Schnelle aber dennoch kontrollierte Bewegungen, die du voller Entschlossenheit ausführst, sind gefragt. Energetische Yoga-Übungen, die genau das richtige für dich sind, sind beispielsweise alle drei Versionen des Kriegers. Krieger ist hier nicht etwa symbolhaft für eine gewaltausübende Person gemeint. Es geht vielmehr um den Kampf, dem wir uns selbst jeden Tag auf ein Neues stellen, sei es gegen Unwissenheit, Unwohlsein oder was immer uns aktuell bekümmert.

Krieger 1 führst du wie folgt aus. Stelle deine Beine schulterbreit auf. Deine Arme streckst du seitlich aus. Mit deinem rechten Fuß machst du nun einen großen Schritt nach vorn, die Fußspitzen zeigen nach vorn. Deinen linken Fuß drehst du etwa 45° nach außen. Achte darauf, dass sich beide Füße dennoch auf einer Linie befinden. Dein Oberkörper ist komplett in Richtung des rechten Fußes ausgerichtet. Führe deine Arme nun nach oben ohne sie zu beugen und richte deine Handflächen nach innen gedreht parallel zueinander aus. Deine Schultern bleiben unten. Beuge nun dein rechtes Bein, sodass Ober- und Unterschenkel einen rechten Winkel bilden. Dein Knie sollte sich genau über deiner Ferse befinden.

Spanne deinen gesamten Körper an und stabilisiere ihn. Verteile dein Gewicht so, dass du die Balance problemlos halten kannst. Richte deinen Blick nun nach oben zu deinen Händen. Lasse deinen Kopf dabei nicht einfach nach hinten kippen, sondern strecke dein Kinn nach oben und hebe deinen Blick somit ganz kontrolliert. Halte diese Position ein paar Sekunden und nimm tiefe Atemzüge. Atme kraftvoll wieder aus und stoße die verbrauchte Luft bewusst von dir ab. Führe deine Arme wieder auf Schulterhöhe, nimm deinen linken Fuß nach vorn und senke deine Arme komplett. Nun ist die andere Seite an der Reihe. Achte darauf, all diese Bewegungen konzentriert aber dennoch nicht zu langsam durchzuführen. Die Ausführung sollte möglichst kraftvoll und energetisch sein.

Vom Krieger 1 kannst du direkt in den **Krieger 2** übergehen. Führe deine ausgestreckten Arme dafür seitlich hinunter. Stoppe in der Mitte, sodass sie eine Linie mit deinen Schultern bilden. Drehe deinen Oberkörper wieder zurück in Ausgangsposition, dein Blick bleibt nach vorn gerichtet. Ziehe deine Schultern nicht nach oben, sondern lasse sie möglichst entspannt. Strecke deine Arme bis zu den Fingerspitzen durch und fühle, wie die Energie durch all deine Gliedmaßen strömt.

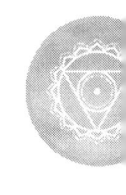

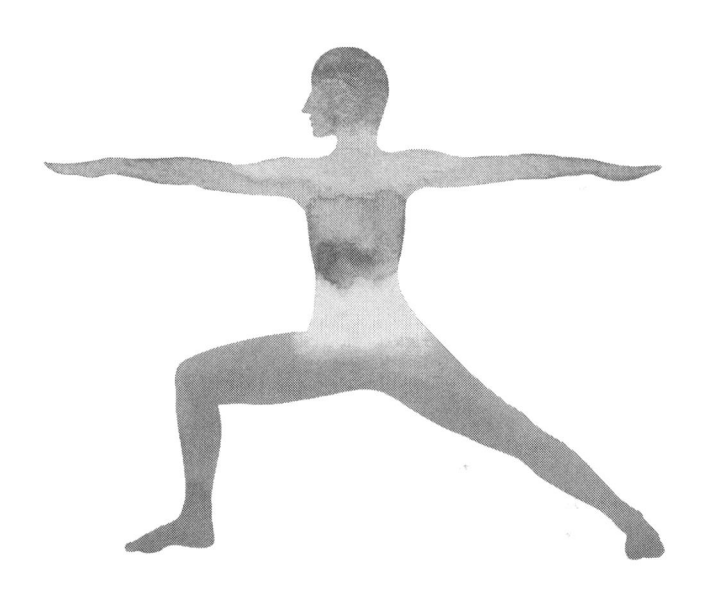

Auch in die Position **Krieger 3** kannst du direkt übergehen. Stelle deine Beine wieder schulterbreit nebeneinander. Deine Arme führst du über deinem Kopf zusammen, wie bei Krieger 1. Verlagere dein Gewicht auf dein rechtes Bein und strecke es durch. Drücke deinen Fuß fest in den Boden und hebe dein linkes Bein leicht an. Wenn du dich sicher genug fühlst, streckst du es komplett nach hinten und senkst deinen Oberkörper nach vorn ab. Dein linkes Bein, dein Oberkörper und deine Arme bilden eine Linie. Stelle dir vor, eine Platte würde der Länge nach auf dir liegen und du müsstest sie ausbalancieren. Dein Körper ist fest. Spreize die Finger ab und visualisiere, wie sich all deine Srotas nacheinander öffnen. Richte dich wieder auf, senke dein Bein und fahre mit der anderen Seite fort.

Anleitung Ölmassage

Mithilfe einer Ölmassage versorgst du deinen Körper mit wertvollen Rasayanas, die er direkt über die Haut aufnehmen kann. Dank der großen Fläche können diese in deutlich höherer Menge eindringen und all deine Doshas erreichen. Hinzu kommt die Stimulation, die die Berührungen auslösen. Dieses Zusammenspiel bringt deine Energien wieder zum Fließen und befreit deine Srotas. Somit kann Ama besser abtransportiert werden und du wirst von all dem Negativen, das sich auf physischer und psychischer Basis in dir angestaut hat, auf direktem Weg befreit. Bereits gealtertes Körpergewebe kann so wieder verjüngt werden. Die Wärme des Öls hüllt dich zudem in ein Wohlgefühl, lässt dich Kraft daraus tanken und inneren Frieden finden.

Das dafür nötige Öl kannst du ganz einfach selbst herstellen und somit optimal an deine individuelle Dosha-Konstellation anpassen. Grundlage bildet im Ayurveda in der Regel Sesamöl. Diese Basis kannst du, wenn du möchtest, beispielsweise noch mit etwas Kokosöl vermengen. Beide Öle sind unter anderem für ihre antioxidativen Kräfte bekannt. Nun geht es darum, dein Massageöl mit Kräutern und Blüten anzureichern, die deinem Dosha guttun und deren Geruch dir ein wohliges Gefühl verleihen.

Für Vata-Typen bieten sich beispielsweise beruhigende Kräuter und Gewürze wie Lavendel oder Anis und für Pitta-Personen kühlende Vertreter wie Minze oder Kamille an. Herrscht Kapha vor, greifst du dafür auf bittere und scharfe Aromen zurück, beispielsweise auf Salbei oder Nelke. Die gewählten Kräuter und Gewürze gibst du samt dem Öl in ein Schraubglas und lässt das Ganze mindestens 3 Monate ziehen. Schüttle den Inhalt täglich durch und seihe das Öl nach Ablauf der Zeit ab. Fülle das fertige Öl dann in abgedunkelten Glasflaschen und lagere sie kühl und geschützt vor Sonnenlicht. Damit kannst du nun je nach Belieben Ganzkörper- oder Teilmassagen durchführen.

Bei einer Ganzkörpermassage kannst du wie folgt vorgehen. Gebe 2 bis 3 Esslöffel deines Öls in eine Schale und erwärme es schonend in einem Wasserbad. Achte darauf, dass es nicht zu warm wird, schließlich soll es sich noch angenehm auf deiner Haut anfühlen. Träufle nun etwas Öl auf deine Handfläche und verreibe es. Bevor du beginnst, denke noch einmal daran, dass dir die Massage guttun soll. Häufig wird angenommen, dass viel Druck ausgeübt werden muss, damit das Ganze überhaupt etwas bringt aber dem ist nicht so. Nach ayurvedischem Verständnis geht es hauptsächlich darum, geistig zu entspannen und die Srotas zu öffnen. Mit übermäßigem Druck erreichst du nur das Gegenteil.

Los geht es am Kopf und von dort aus arbeitest du dich langsam nach unten. Nutze auf der Kopfhaut deine Fingerspitzen und massiere das Öl in kleinen Kreisbewegungen sanft ein. Gleiches gilt für die Stirn und die Schläfen. Vergiss auch die Ohren nicht. Hier befinden sich Reflexzonen, die verschiedene Körperareale und auch Organe adressieren. Gehe an dieser Stelle also besonders bedacht vor.

Führe deine Hände nun an deinen Hals und Nacken und benutze sie ganzheitlich. Streichende Bewegungen mit sanftem Druck sind hier notwendig. Gleiches gilt für deine Arme. Führe die Streichbewegungen von den Schultern bis zu den Händen und wieder umgekehrt aus, also gemäß deiner Energielinien. Widme dich nun deinen Händen. Auch hier befinden sich zahlreiche Reflexpunkte, also nimm dir Zeit und lasse keinen diese Punkte aus. Mit dem Daumen führst du große kreisförmige Bewegungen auf dem Handrücken und auch dem Handteller aus. Gehe dann über zu den Fingerknöcheln und nutze nun nur noch deine Fingerspitzen für die immer kleiner werdenden Kreisbewegungen. Massiere all deine Finger bis nach oben zu den Kuppen.

Nun ist die Brust an der Reihe. Hier solltest du besonders sanft vorgehen, um keinen unangenehmen Druck auf deinen Brustkorb und deine Organe auszuüben. Auch hier sind wieder Kreisbewegungen gefragt. Dein Brustbein und dein Solarplexus hingegen benötigen geradlinige, vertikale Bewegungen. Gehe weiter nach unten zu deinem Bauch und wechsle wieder zu kreisförmigen Bewegungen. Dein Bauchnabel gilt dabei als Zentrum. Je nachdem, wie groß dein Bewegungsradius ist, widmest du dich anschließend deinem Rücken. Du kannst den Druck dabei etwas erhöhen, aber nur so weit, wie es sich für dich angenehm anfühlt. Sowohl im Brust- als auch im Bauchbereich nutzt du deine flache Hand.

Deine Beine massierst du genauso wie deine Arme – mit langen, streichenden Bewegungen. Zu guter Letzt sind deine Füße und auch dessen Reflexzonen an der Reihe. Hier orientierst du dich am Beispiel der Hände, kannst allerdings etwas mehr Druck ausüben. Entlang deiner Achillessehne führst du dann lediglich zarte Streichbewegungen aus.

Achte während der gesamten Massage darauf, dass du ausreichend Öl benutzt. Trage allerdings nicht zu viel auf, denn schließlich soll es nicht von dir heruntertropfen. Massiere das Öl gut ein und hilf deinem Körper so dabei, möglichst viele der darin enthaltenen Stoffe aufzunehmen. Konzentriere dich nur auf die Bewegungen und auf das Gefühl, das sie in Kombination mit dem warmen Öl auf deiner Haut hinterlassen. Die angenehmen Düfte entspannen deine Seele und helfen dir dabei, den Alltag hinter dir zu lassen und neue Kraft zu sammeln. Spüre, wie deine Srotas mit jeder Bewegung immer weiter geöffnet werden und sämtliche Energien widerstandslos durch deinen Körper strömen.

Lasse das Öl im Anschluss noch etwa 10 Minuten auf deiner Haut, sofern du die Zeit hast, und nimm im Anschluss eine Dusche oder ein Bad, um alles Überschüssige zu entfernen.

Möchtest du nur eine Teilkörpermassage durchführen, weil sich deine Beschwerden recht genau lokalisieren lassen, dann suche dir den entsprechenden Teil der Anleitung hier dafür heraus.

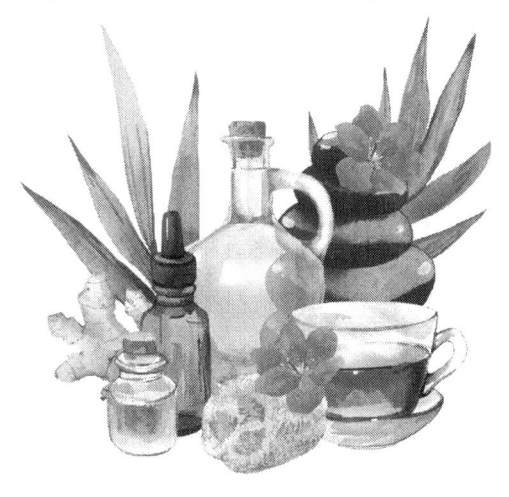

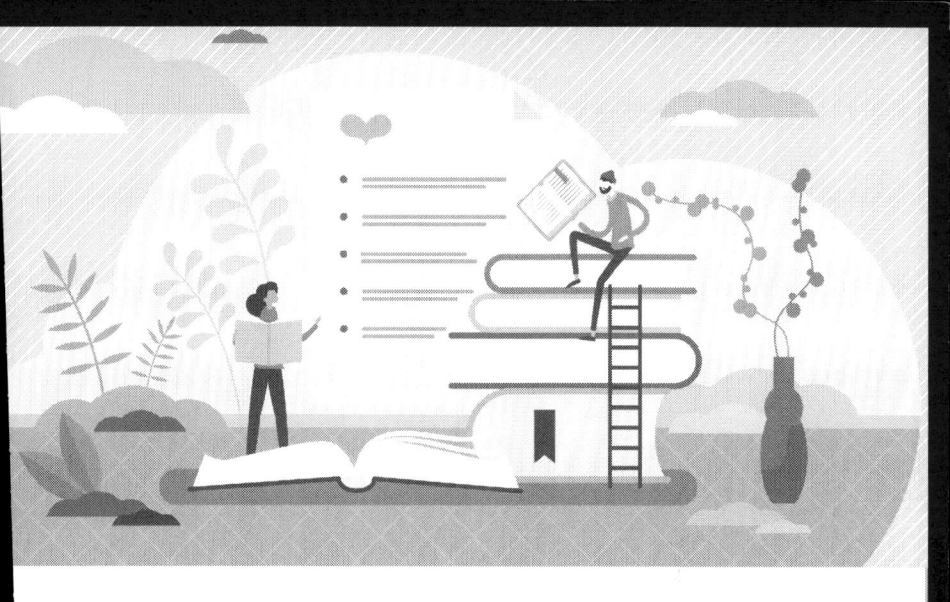

Bevor du das Buch weglegst, noch eine Bitte!

Es gibt viele tausend Ratgeber und oft ist es schwer, den für sich passenden zu finden. Hilfreich sind hierbei ehrliche und aussagekräftige Rezensionen. Daher ist unsere Bitte:

Hilf anderen Kunden, unseren Ratgeber zu finden und erleichtere ihnen die Kaufentscheidung.

Nimm dir einen Moment Zeit und logge dich auf Amazon ein. Navigiere zu »Meine Bestellungen« und klicke neben dem Buchtitel auf »Schreiben Sie eine Produktrezension«.

Vielen Dank!

Impressum

Copyright © 2021 by Namastee - Verlag
Tom Bernhardt, Spittelleite 6, 96450 Coburg, tom.ber@live.de
Lektorat: Tina Müller
Layout & Satz: PriSign – J. Grün

1. Auflage 2021
978-3-9822785-2-0

RECHTLICHER HAFTUNGSAUSSCHLUSS: Dieses Buch enthält Meinungen und Ideen des Autors und hat die Absicht, Menschen hilfreiches und informatives Wissen zu vermitteln. Die enthaltenen Anleitungen passen möglicherweise nicht für jeden Anwendungsfall, daher besteht keine Garantie, dass diese problemlos funktionieren. Die Benutzung dieses Buches und die Umsetzung der darin enthaltenen Informationen erfolgen ausdrücklich auf eigenes Risiko. Haftungsansprüche gegenüber dem Verleger und Autor für Schäden materieller oder ideeller Art, die durch die Nutzung fehlerhafter und/oder unvollständiger Informationen verursacht wurden, sind ausdrücklich ausgeschlossen. Das Werk – inklusive aller Inhalte – gewährt keine Garantie oder Gewähr für Aktualität, Korrektheit, Vollständigkeit und Qualität der bereitgestellten Informationen. Druckfehler und Fehlinformationen können nicht vollständig ausgeschlossen werden. Bei gesundheitlichen Fragen, Beschwerden oder Problemen konsultieren Sie immer Ihren Arzt!

Bildnachweise

BILDMATERIAL VON ADOBESTOCK.DE:

#202156436	© mirifadapt	#247824306	© contrastwerkstatt
#87984891	© zzayko	#68539079	© okalinichenko
#297499601	© tada	#331482464	© nathings
#180340971	© reichdernatur	#258181763	© Design Couple
#229006029	© MicroOne	#292564737	© Lyubov Tolstova
#41175864	© benik.at	#287566227	© Good Studio
#341474204	© danielabarreto	#172641202	© Dirima
#127695571	© soft_light	#302604767	© Ermolaev Alexandr
#63336891	© okalinichenko	#270010094	© Татьяна Креминская
#248268290	© bit24	#327799194	© Natalia
#123333420	© artinspiring	#105503265	© reichdernatur
#297499596	© tada	# 356838552	© VectorMine
#294411686	© polinaloves	# 62827949	© okalinichenko
#26904266	© Stefan Körber	#107207053	© Benjavisa Ruangvaree
#189540346	© ffphoto		
#11442426	© Natasha Art	#308810470	© monamonash
#41265100	© Christian Jung	#176246061	© StockImage Factory
#143984957	© michelangeloop		
#104177287	© Alena Ozerova	#378094446	© Alexander Pokusay
#299047348	© Prostock-studio		
#313453665	© fizkes	PS Pinsel	Brusheezy.com
#120624757	© Smileus		
#339052576	© SurfupVector		

ALLE WEITEREN GRAFIKEN: PriSign – J. Grün

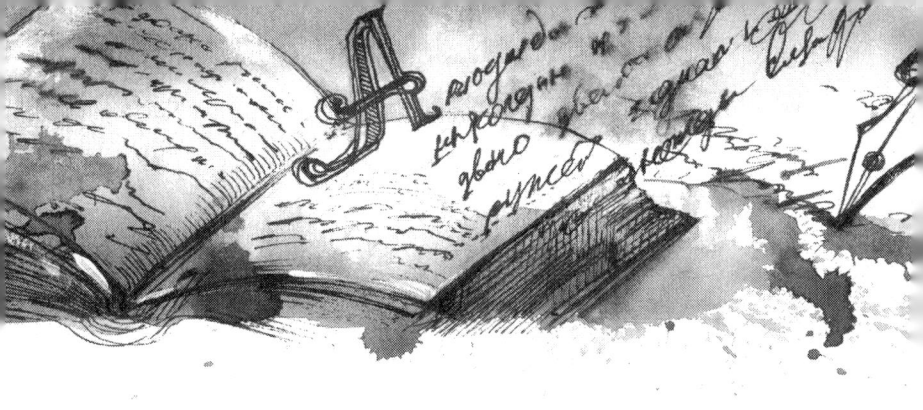

Werde selbst Autor!

Du hast den Ratgeber »My Daily Ayurveda - Wie du trotz Beruf die indische Heilkunde in deinen Alltag integrierst« mit Freude gelesen und dir schon öfter gedacht: »Einen Ratgeber würde ich auch gerne mal schreiben. Spuren in den Köpfen und Leben anderer Menschen hinterlassen und diese mit meinem Wissen unterstützen…das wäre was!«

Dann ergreife jetzt die Initiative und kontaktieren uns. Wir sind ein aufstrebender Ratgeber-Verlag und suchen immer kluge Köpfe mit Leidenschaft, die mit ihrem wertvollen Beitrag die Herzen unserer Leser höherschlagen lassen.

Schreibe einfach eine Mail an namastee.verlag@gmail.com mit dem Stichwort »Bewerbung Autor« und du erhältst alle weiteren Infos. Wir freuen uns auf dich!

Im Namen des Verlagsteams

Tom Bernhardt

Tom Bernhardt

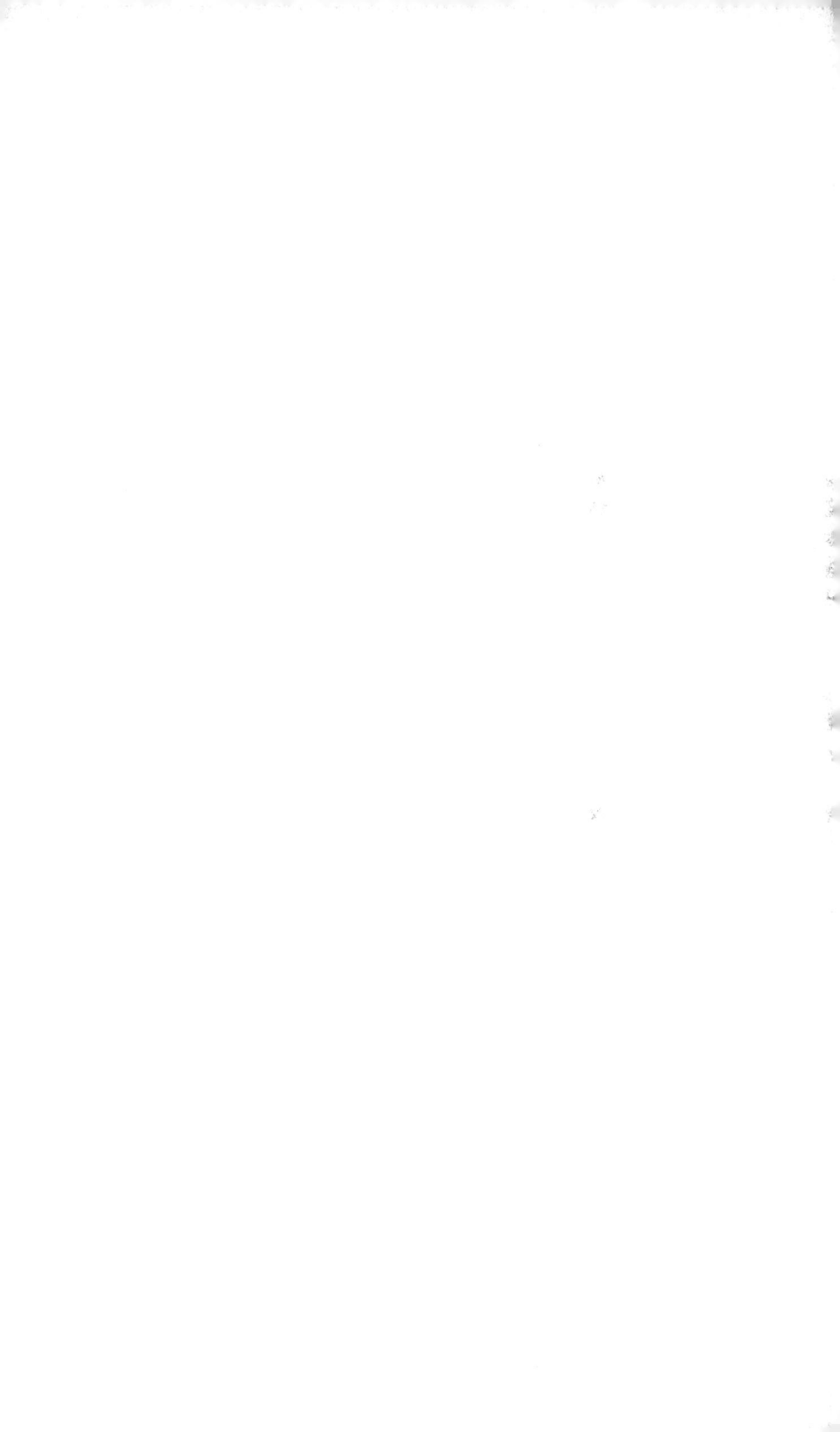

Printed in Poland
by Amazon Fulfillment
Poland Sp. z o.o., Wrocław